综合临床护理学

ZONGHE LINCHUANG HULIXUE

温梅花 等 主编

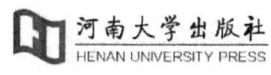

图书在版编目(CIP)数据

综合临床护理学 / 温梅花等主编. -- 郑州：河南大学出版社，2025.4. -- ISBN 978-7-5649-6326-2

Ⅰ.R47

中国国家版本馆CIP数据核字第2025C4V062号

责任编辑　孙增科
责任校对　陈　巧
封面设计　王　娇

出　版	河南大学出版社		
	地址：郑州市郑东新区商务外环中华大厦2401号	邮编：450046	
	电话：0371－86059701(营销部)	网址：hupress.henu.edu.cn	
印　刷	河北虎彩印刷有限公司		
版　次	2025年4月第1版	印　次	2025年4月第1次印刷
开　本	787 mm×1092 mm　1/16	印　张	7.25
字　数	200千字	定　价	36.00元

(本书如有印装质量问题,请与河南大学出版社营销部联系调换。)

编 委 会

主　编　温梅花　中山大学孙逸仙纪念医院
　　　　　宋　霞　山东省滕州市荆河社区卫生服务中心
　　　　　赵志婷　青岛市黄岛区中心医院
　　　　　吕宁宁　博山区人民医院
　　　　　祝　燕　潍坊市第二人民医院
　　　　　刘　美　淄博市中心医院

副主编　王　芳　滕州市第一人民医院
　　　　　徐智梅　广饶县人民医院
　　　　　周瑞荣　山东省嘉祥县人民医院
　　　　　柯尊卫　郧西县人民医院
　　　　　齐　艳　淄博市中西医结合医院
　　　　　罗　莉　济南市平阴县东阿镇中心卫生院
　　　　　朱梦菲　九江市第一人民医院

前言

随着医学科学的飞速发展,临床常见病的护理要求也越来越高。新业务、新技术不断涌现,使护理模式发生转变,人民群众法治观念不断增强,且原有的常规护理模式已不能适应当前新形势下医疗和护理实践的迫切需要和人民群众的需求。

本书的内容主要讲述了护理质量管理、呼吸内科常见疾病护理、手术室全期护理、外科休克患者的护理、颈部疾病患者的护理、乳房疾病患者的护理、急性化脓性腹膜炎与腹部损伤患者的护理等内容。

护理工作是医疗工作的重要组成部分,科学技术飞速发展,新的诊疗技术不断涌现,对护理工作也提出了更高、更新的要求。

在编写过程中,由于作者较多,再加上时间有限,难免存在疏漏和不足之处,望广大读者阅读后提出宝贵的意见和建议,谢谢。

目 录

第一章 护理质量管理 ··· 1
  第一节 护理质量管理概述 ·· 1
  第二节 护理质量管理的基本方法 ·· 8
  第三节 护理业务管理 ·· 17
  第四节 护理质量评价 ·· 22
  第五节 护理管理信息化系统 ·· 26

第二章 呼吸内科常见疾病护理 ··· 33
  第一节 急性上呼吸道感染 ·· 33
  第二节 急性气管支气管炎 ·· 37
  第三节 肺炎 ··· 40

第三章 手术室全期护理 ··· 46
  第一节 护理程序 ·· 46
  第二节 术前访视 ·· 47
  第三节 手术护理 ·· 49
  第四节 术后随访 ·· 63

第四章 外科休克患者的护理 ··· 64
  第一节 概述 ··· 64
  第二节 外科常见休克患者的护理 ·· 67

第五章 颈部疾病患者的护理 ··· 73
  第一节 甲状腺的解剖生理概要 ·· 73
  第二节 甲状腺功能亢进 ·· 73
  第三节 甲状腺肿瘤 ··· 81

第六章 乳房疾病患者的护理 ··· 89
  第一节 乳房解剖生理概要 ·· 89
  第二节 急性乳腺炎 ··· 89
  第三节 乳腺癌 ··· 91
  第四节 乳房良性肿瘤 ··· 95

第七章 急性化脓性腹膜炎与腹部损伤患者的护理……97
第一节 急性化脓性腹膜炎……97
第二节 腹部损伤……101
参考文献……105

第一章　护理质量管理

质量是组织生存发展的基础。美国著名的质量管理大师约瑟夫·朱兰博士曾预言:21世纪将是质量的世纪。护理质量是医院质量的重要组成部分,在保证医疗护理服务效果中占有重要地位。护理质量管理是一个不断完善、持续改进的过程。护理质量管理是护理管理的核心工作,是管理职能的最终表现形式,提高护理管理水平和技术水平,最终目的就是提高护理质量。持续的质量改进意味着在激烈的医疗市场竞争中,扩大医院的生存空间,提高医院的市场竞争力。

第一节　护理质量管理概述

一、护理质量管理的基本概念

(一)护理质量管理的相关概念

1.质量

质量又称为"品质"。在管理学中狭义的质量概念常指产品或服务的优劣程度;广义的质量主要包括过程质量和工作质量。国际标准化组织(ISO)将质量定义为:反映实体满足明确和隐含需要的能力和特性总和。质量一般具有三层含义,即规定质量、要求质量和魅力质量。规定质量是指产品或服务应达到预定的标准;要求质量是指产品或服务的特性满足了顾客的要求;魅力质量是指产品或服务的特性超出了顾客的期望。质量概念产生于人们的社会生产和服务中,具有如下特征。

(1)客观规律性:质量反映的是某种产品或某项服务工作的优劣程度。从表面上看,质量似乎是人们主观规定的,其实它是客观实际的需要,质量标准必须符合客观实际,离开客观实际需要的质量标准是无用的。质量有它自身形成的规律,人们是不能强加其上的。同时,质量又受到客观因素制约,在经济和技术不发达的国家或地区,它所生产的产品及服务质量与经济发达国家或地区所生产的产品及服务质量相比就有差距。同一经济技术水平的行业和部门,人员素质高,管理科学严格,其产品质量或服务质量就好,相反就差。由此可见,质量具有客观的规律性。

(2)可比较性:质量是可分析比较和区别鉴定的,同一规格的产品有的使用寿命长,有的使用寿命短,有的加工精细,有的加工粗糙。同一服务项目有的深受用户满意,有的使用户意见很大,这种差别来自比较的结果,人们通过比较与鉴别,选择质量高的产品或服务。因此,对产品或服务质量必须有一定的标准,以便于人们对比和鉴定。有的产品或服务质量特性是可以计数的,我们可以称之为计量质量管理和计数质量管理,如在医院管理中,对各种生化指标的质量控制、药品质量管理就是计量质量管理;对医院的级别划分、临床转归的分类、住院患者满意率的管理就是计数质量管理。

2.护理质量

护理质量是指护理工作为患者提供护理技术和生活服务的过程和效果,表现为护理服务的优劣程度。护理质量不是以物质形态反映其效果和程度的,而是通过护理服务的实际过程和结果表现出来的。广义地讲,护理质量是指护理管理所涉及的各个方面的工作质量的总和。狭义地讲,护理质量主要是指临床护理质量,包括基础护理、危重患者护理、专科护理、护理技术操作、健康指导、护理文件书写等方面的质量。护理服务与其他服务大致相同,其服务质量是由护理设施、护理技能、护理人员及其与服务对象之间的行为关系而决定的。

3.质量管理

质量管理是组织为使产品质量或服务能满足不断更新变化的质量要求和顾客需求而开展的一系列策划、组织、实施、控制、检查、审核及改进等有关活动的总和。质量管理是以达到质量标准为基础,以满足和超越顾客期望为目标的,质量管理的主要形式是质量策划、质量控制、质量保证和质量改进。它是全面管理的一个重要环节。

(1)质量策划:质量策划是确定质量目标和要求,以及采用质量体系要素,并规定必要运行过程和相关资源的活动,主要包括服务策划、管理和作业策划、编制质量计划和做出质量改进的规定。

(2)质量控制:质量控制是针对企业内部而言的,是指为达到质量标准和要求而采取的贯穿整个活动过程的操作技术和监视活动,是将实际的质量结果与标准对比,并对其差异采取措施的调节管理过程。它主要包括四个步骤:①制定质量标准;②评价标准的执行情况;③偏离标准时采取纠正措施;④安排改善标准的计划。

(3)质量保证:质量保证是针对用户而言的,是为了向服务对象提供足够的信任,表明组织能够满足质量要求,而在质量体系中实施,并根据需要进行证实信任度的有计划和有系统的全部活动过程。

(4)质量改进:质量改进是质量管理的一部分,致力于增强满足质量要求的能力。质量改进的根本目的和动力是使组织及顾客双方都能得到更多的收益。质量改进活动涉及质量形成全过程中每一个环节及过程中每一项资源,一般程序为计划、组织、分析、诊断及实施改进。而持续质量改进则是增强满足要求能力的循环活动。

4.质量体系

质量体系是全面质量管理的基础,是为实现质量管理所构建的组织结构、实施程序及所需资源的总和。其按照体系目的分为质量管理体系和质量保障体系。

5.护理质量管理体系

护理质量管理体系在护理质量管理中具有指挥和控制作用,是指实施护理质量管理所需的组织结构、程序、过程和资源,是制定护理质量方针和质量目标并为实现该目标而持续运行的体系。其基本要素包含管理者职责、人员和物质资源、质量体系结构、与护理对象的沟通等,它们之间是相互作用和相互影响的。

(二)护理质量管理

1.定义

护理质量管理是指按照护理质量形成的过程和规律,对构成护理质量的各要素和环节进行计划、组织、协调和控制,以保证护理质量达到规定的标准,满足甚至超越服务对象需要的活动过程。

2.对象

护理质量管理的对象包括人、财、物、时间、信息,这五个基本要素是构成护理质量的基础。

(1)人:人是管理的第一要素。护理质量管理中的人是指护理人员和服务对象。各级护理管理者和临床护理人员是决定护理质量高低的重要因素,他们的专业思想、敬业精神、业务能力、服务态度和管理水平都会直接影响护理质量。提高护理管理者的管理能力和专业水平,培训护理人员的业务技能,对全员进行质量教育是护理质量管理的重要内容。服务对象的消费行为和对护理服务的期望值也是影响护理质量的主要因素。因此,服务对象对护理质量的评价也常常带有个人的主观意愿。在护理质量评价中,如何把主观判断转化为科学定量、定数的分析,是护理质量管理面临的最大挑战。

(2)财:财是指经济和财务。加强经济及财务管理,能降低服务成本,产生最大的经济效益和社会效益。在护理质量管理中,科学地应用经济杠杆,引入激励机制,奖罚分明,能有效地调动护理人员工作的积极性。对服务对象而言,则是要在享受高的服务质量的同时降低成本。做到合理收费,提高服务性价比是护理质量管理成效的具体反映。

(3)物:物是指护理工作所需的基本设施、仪器设备、卫生消耗材料、消毒物品和抢救器材等。物是保证护理质量的物质基础,其性能、质量和数量是质量管理的重点,如物品的定位存放、定期维护和保养及定期消毒灭菌等。使物品和药品随时处于备用状态,既能保证护理工作的顺利而有序进行,又能保障患者的安全。

(4)时间:时间就是生命,时间就是金钱,时间就是效率。加强时间管理,对患者而言,就是要缩短门诊者的候诊时间、降低住院患者的平均住院日及争取急诊者的抢救时间等,这些都与护理密切相关。加强医院各部门、各环节的通力合作,才会产生高效率的医疗护理服务。时间管理体现在护理管理中,如科学、弹性的排班,优化护理工作程序,合理进行护理人员的动态调配,有效地利用人力资源等。

(5)信息:信息是进行质量管理的基础,是科学决策的依据。对信息的管理贯穿在信息收集、加工、存储、检索、传递、利用和反馈的全过程。在护理质量管理中,应用计算机信息管理系统收集信息、处理信息,并对各方面的信息进行综合、分析和利用,对护理质量管理活动具有实际指导作用,有助于提高护理质量和护理工作效率,如危重患者的监护系统中应用计算机管理,可以大大降低护士的劳动强度和主观判断的误差。

3.重要性

护理工作是为患者健康服务的职业,对患者的生命健康担负着重要责任。所以,护理工作必须体现以患者为中心的服务思想和对人民负责的根本方针,护理人员要不断提高技术水平和服务质量。实施护理质量管理对促进护理专业的发展,提高科学管理水平的重要性有以下几个方面。

(1)服务对象的特殊性决定了护理质量管理的重要性:护理服务的对象是患者,患者不仅具有生物特点,而且更具有社会和心理特点。医疗护理质量关系患者的生死安危,各项护理活动都要通过护士落实到患者的机体上,每项护理服务活动都与人的健康甚至生命息息相关。安全、健康和环境是世界关心的三大质量问题,生命质量第一,人的安危第一,护理质量不容忽视。

(2)护理服务范围的拓宽,要求护理发展跟上时代的要求:随着科学技术的进步,医疗事业的迅速发展,护理技术也发生了惊人的变化,人工心肺机、各种监护仪、呼吸机和透析机的临床应用给患者带来了新的希望。但是,仪器设备的运转功能是影响患者生命安危的直接因素,使用仪器的护理人员也是影响患者生命安危的重要因素。护理服务质量高、技术好,有助于提高患者的生命质量。相反,则会损害患者的生命质量,如物品消毒不彻底引起的医源性感染;仪器效能掌握不好或使用不当引起的失误或损害等。

(3)护理服务的普遍性说明护理质量管理在提高医疗水平方面占有重要地位:患者治病与康复的关系是"三分治疗,七分护理",这充分说明护理在医疗中的地位和作用。护理人员每天与患者接触最多,患者的饮食起居、病情变化、心理状态及环境状况,护士了解得最直接、最清楚,护士能否及时把握患者的病情变化并将信息及时传递给医生,对治疗及康复十分重要,这就要求他们具有高质量的护理服务水平。

(4)护理质量管理内涵的多样性和质量管理的复杂性,需要全面管理:患者对医疗护理的期望值越来越高,不仅期望服务态度、仪表举止、技术操作、生活服务、病房环境和健康指导方面都能做得好,而且更希望被尊重和被重视,如门诊护士的服务态度会使就医者产生第一质量印象,被称为"先锋质量"。患者住院后希望受到热情的接待、有舒适的生活环境、病情被了解、收费合理,并得到高水平的治疗与护理等,被称为"过程质量"。当患者出院或离开医院后,会对整个就医过程和治疗护理效果产生最后质量印象,被称为"终末质量"。

4.基本任务

(1)建立质量管理体系,明确质量职责:完善的质量管理体系,是进行质量管理活动、实现质量方针及质量目标的重要保证。护理质量是在护理过程中逐步形成的,要使护理服务过程中影响质量的因素都处于受控状态,保证护理质量,就必须建立完善的质量管理体系。只有明确护理人员在护理质量管理中的具体任务和职责,才能有效地把各部门、各级护理人员、各种质量要素、各项工作和活动,以及物资组织起来,形成一个目标明确、职权清晰、协调一致的质量管理体系,以实现质量的方针和目标。

(2)进行服务质量教育,强化质量意识:质量教育是质量管理的一项重要基础工作,质量教育的第一任务是灌输质量意识,树立质量第一、以患者为中心的思想,使护理人员认识到自己在提高质量中的责任和重要性,明确提高质量对于整个社会和医院的意义,使其在临床护理工作中能自觉采取行动,保证护理质量。其次,要进行质量管理方法的训练和导入。尽管人们对质量的重要性已有相当的认识,但不懂得应用质量管理的方法,质量问题仍然得不到实质性的解决。

(3)制定护理质量标准,规范护理行为:质量标准是质量管理的基础,也是规范护理行为的依据。因此,制定护理质量标准是护理管理者的重要工作,也是质量管理的基本任务。只有建立科学、细致的护理质量标准体系,才能达到规范行为的目的。

(4)强化护理资源管理,提高服务效益:护理资源是确保质量体系运行的重要条件。为实现医院的质量方针和目标,满足患者的需要与期望,护理管理者应根据质量要求,合理分配和利用资源,如人力资源、基础设施和工作环境等。同时要注意成本控制,为患者提供高性价比的护理服务,以取得良好的经济效益和社会效益。

(5)开展全面质量控制,保证护理质量:质量管理需要各部门和全体人员参与,综合利用先进科学技术和管理方法,有效控制质量的全过程和各个因素,是保证和提高质量的方法。建立质量可追溯机制,利用标签、产品编号等对产品及其检验、加工状态进行唯一标识,以防产品误用并在出现问题时能追查原因。如在进行全面质量控制中强调"四个一切"的思想,即一切以预防为主、一切以患者为中心、一切以数据为依据、一切遵循PDCA循环,使质量管理从整体控制和深化程度上都能达到新的水平。

(6)完善质量信息反馈,持续质量改进:持续质量改进是质量管理的灵魂,进行质量信息反馈是质量管理中的一个重要环节。及时、准确有效的信息,能使护理人员了解护理质量存在的问题,采取措施及时解决,循环反复,达到持续质量改进的目的。

二、护理质量管理的基本原则

(一)护理质量管理的特点

1.护理质量管理的广泛性

护理质量管理涉及医院各个流程和部门。随着医学技术和护理学科的发展,护理质量管理的范围正在不断拓宽。一是护理服务已从医院扩展到社区甚至家庭,从患者扩展到有健康服务需求的人,服务内容也从疾病护理扩展到全身心的整体护理;二是各种新技术、新业务的开展,如器官移植技术、介入治疗、监护仪、呼吸机、静脉留置针等在临床的广泛应用,对护理质量管理也提出了更高的要求。加之护理人员培训、医院感染管理及仪器设备维护保养使用等问题,都直接对护理质量有一定的影响。护理质量管理不仅有护理技术质量管理、护理制度管理、护理信息管理等,而且包括病房、门诊、急诊、手术室、供应室、介入室、新生儿室及透析室等各个部门的管理,也都直接影响着医院的整体质量管理水平。

2.护理服务的群体性

护理服务的群体性一方面是服务对象的群体性,使得护理人员在临床护理中,既要提供公平、公正、一视同仁的服务,又要兼顾患者的个体差异、特殊需求等,提供个性化、人性化、满意的服务。另一方面,护理队伍约占医院职工人数的1/3,是医院工作的一大支柱。护理工作强调时间性、连续性、衔接性和整体性,要求既要发挥每个人的技术专长,又要注意整个群体的协调配合。个人技术会影响整体的护理质量,而群体的素质和工作的氛围,又影响每位护理人员的技术发挥。在护理质量管理中,要注意调动全体护士的积极性,发挥他们的主观能动性,使其以最佳的状态提供最优质的护理服务。

3.护理质量管理的复杂性

护理质量管理涉及的环节多、人员多和流程多,构成了管理的复杂性。只有遵循全面质量管理的指导思想,建立和实施护理质量管理体系(组织结构、程序、过程和资源),才能保证护理质量。

(二)护理质量管理的原则

1.以患者为中心的原则

患者是医院医疗护理服务的中心,是医院赖以存在和发展的基础,坚持以患者为中心是护理质量管理的首要原则,医院的一切活动都应该围绕着满足患者需求,并力争超越患者的期望而展开工作。为患者提供基础护理和专科护理技术服务,密切观察病情变化,正确实施各项治疗、护理措施,提供康复和健康指导,保障患者的安全。护理管理者必须时刻关注患者现存的和潜在的需求,以及对现有服务的满意程度,通过持续改进护理质量,最终满足并超越患者的期望,取得患者的信任,进而提升医院的整体竞争实力。

2.全员参与的原则

护理人员的服务态度和行为直接影响着护理质量。护理质量的提高不仅需要护理管理者加强管理,而且也需要全体护理人员的努力。护理管理者要重视护理人员的作用,对护理人员进行培训和开发,提高他们的质量意识,充分发挥他们的主观能动性和创造性,引导他们自觉参与护理质量管理,不断地提高护理质量。

3.预防为主的原则

预防为主的原则贯穿于护理工作的始终,要树立"三级预防"的观点。一级预防是力争不发生任何质量问题;二级预防是将可能发生的质量问题消灭在萌芽状态;三级预防是当发生质量问题时,将不良影响和损害降到最低。具体的做法是:①把好准入关,即不符合质量要求的人不聘用,未经质量教育培训的人员不上岗,不符合质量要求的仪器设备、药品材料不购进等。②把好过程关,质量在护理工作过程中产生,要求对护理服务的每一个环节认真负责,并充分估计可能出现的问题,防患于未然。③持续质量改进,充分重视护理质量产生、形成和实现的全过程中的各个环节,把质量管理从"事后把关"转变为"事前预防",增强防范意识,对发生的质量问题认真分析原因,并制定切实有效的改进措施,达到护理质量持续改进的目的。

4.实事求是的原则

质量管理要从客观实际出发,按照护理工作的特点、规律和医院的实际情况进行,因地制宜、实事求是地开展工作,保证护理质量稳步提高。

5.系统方法的原则

系统方法是以系统地分析有关数据、资料或客观事实开始,确定要达到的目标,然后通过设计或策划而采用的各种措施和步骤,从而形成一个完整的方案。系统方法的原则是在护理质量管理中采用系统方法,对组成护理质量管理体系的各个过程、环节加以识别、理解和管理,最终达到实现质量方针和质量标准的要求。

6.标准化的原则

质量标准化是护理质量管理的基础工作,只有建立健全质量管理的制度和"法规",才能使各级护理人员有章可循。护理质量标准化包括建立各项规章制度、各级人员岗位职责、各种操作规程、各类工作质量标准和检查质量标准等。在质量活动过程中,通过遵循各项标准和不断地修订标准,使之管理科学化、规范化。

7.基于事实的决策方法原则

基于事实的决策方法是指组织的各级领导在做出决策时要有事实依据,以减少决策不当并避免决策失误。有效的决策必须以充分的数据和真实的信息为基础,以客观事实为依据,运用统计技术,有意识地收集与质量管理目标相关的各种数据和信息,只有这样才能最大化地减少决策失误的风险。如护理管理者要通过检查各项护理措施的实施记录、护理不安全事件报告表、患者和家属投诉表等,对护理服务过程进行测量和监控,从中分析、掌握患者满意和(或)不满意情况,以及护理过程、护理服务的进展情况及变化趋势等,利用数据分析结果,结合过去的经验和直觉判断对护理质量体系进行评价,做出决策并采取行动。

8.过程方法及系统识别

过程方法及系统识别是管理组织内部所采用的过程,尤其是这些过程之间的相互作用,以此提高质量。对护理管理者来讲,不仅要识别患者从就诊入院、住院到康复出院的全部服务过程,而且要对整个过程的全部影响因素进行管理及控制。不仅注重终末质量管理,更要重视过程的质量管理,确保满足患者的需求。

9.持续质量改进的原则

持续质量改进是指在现有水平的基础上,通过一系列的活动,不断提高服务质量、过程及管理体系有效性和效率的循环活动。持续质量改进是质量管理的灵魂,患者的需求是不断变化的,必须坚持持续质量改进,才能满足和超越患者的需求。要求护理人员和护理管理者,要树立追求卓越的质量意识,对影响质量的因素具有敏锐的洞察、分析、反省和解决问题的能力,通过不断发现问题、解决问题,以达到持续质量改进的目的。

三、护理质量管理的基本过程

(一)质量管理的过程

1. 质量策划

质量策划活动是针对特定的产品、服务、项目或合同而进行的,策划要从人员、设备、材料、工艺、检验和试验技术、生产进度等全面考虑,策划结果要以质量计划的文件形式表达。质量策划包括:①服务策划,即对服务质量特性进行识别、分类和比较,并设置其目标、质量要求和约束条件;②管理和作业策划,即对实施质量体系进行准备,包括组织和安排;③编制质量计划和做出质量改进规定。

2. 质量控制

质量控制是以预防为主,通过采取预防措施排除各环节、各阶段中产生质量问题的因素,以达到控制偏差和提高质量的目的。质量控制的具体实施主要是对影响产品质量的各环节和因素制定相应的监控计划和程序,对发现的问题和不合格的情况进行及时处理,并采取有效的纠正措施。质量控制强调满足质量要求,着眼消除偶发性问题,使产品和体系保持在既定的质量水平。

3. 质量保证

质量保证是一种特殊的管理形式,其实质是组织机构通过提供足够的产品和服务信任度,阐明其为满足顾客和服务对象的期望而做出的某种承诺。质量保证分为第一方质量保证、第一方对第二方的质量保证、第三方质量保证:①第一方质量保证是指产品生产者或服务提供者的质量声明和自我质量保证;②第一方对第二方的质量保证是指产品生产者或服务提供者对特定顾客所做的特别质量保证;③第三方质量保证是指社会上具有权威性、客观公正的第三方(通常是专业或行业组织、独立检验试验机构、质量认证机构),通过对产品进行检验、试验及测量,对产品的生产体系或服务体系进行检查与评审,对符合要求的出具有关文件(或颁发证书),证明产品或体系符合某种规定的标准要求。质量保证强调得到顾客的信任,着眼于体系、过程及产品的有效性,即确保体系运行有效,过程稳定可靠,产品质量合格。

4. 质量改进与持续改进

质量改进主要有以下几个方面:①产品质量改进,包括老产品改进、新产品研发及服务产品的改进;②过程质量改进,包括采用新技术、新方法、新工艺、新材料及新设备,进行技术改造和技术革新,实施更科学、更严格的过程质量控制方法和手段;③体系质量改进,包括采用 ISO9001 质量管理体系标准和借鉴其他管理体系标准;④增强质量保证能力,提升服务信誉和组织信誉,提高顾客满意度,培养顾客忠诚度;⑤提高质量经济效益,包括增强质量效益和降低质量成本。持续改进是指质量改进不是一次性的活动,而是长期的、不间断的改进过程。它不仅强调提高体系、过程及产品的有效性,同时还着眼于提高体系、过程及产品的效率。

(二)护理质量管理的过程

护理质量管理的过程是经过护理质量体系的建立和实施而完成的。

1.护理质量管理体系的组织准备

(1)领导决策,建立组织:建立质量体系,首先要统一高层管理者的认识,明确建立和实施质量体系的目的和意义、作用和方法。要结合医院具体的实际情况,分析找出护理质量存在的主要问题,做出决策。要选择合适的人员组成护理质量管理小组,专门负责制订工作计划并组织实施。

(2)制订计划,确定目标:制订计划是实施质量体系的基础工作,工作计划要明确质量的方针与目标,实施目标管理,责任到人。护理管理者应亲自策划,并利用多种形式宣传质量的方针与目标。

(3)调查现状,选择要素:广泛调查,了解本部门质量形成过程中存在的问题及建立质量体系重点要解决的内容,明确质量改进的方向,确定所需要的体系要素,将要素展开为若干个质量活动,确定每个活动的范围、目的、途径和方法。

(4)分解职责,配置资源:质量职责的分解应遵循职、责、权、利相统一的原则,做到职、责、权、利清楚明确。职责分解和资源的合理配置是紧密联系在一起的,任何质量活动的实施都要建立在一定的人力、物力资源基础上,根据质量体系建设的需要,在满足活动需要的基础上精打细算,做到人尽其才,物尽其用。

2.编制护理质量体系文件

护理质量体系文件是对质量方针、目标、组织结构、职责职权及质量体系要素等详细的描述。质量体系文件应体现科学性、先进性、可操作性和经济性,便于管理和控制。

3.质量体系的实施

(1)教育培训:针对质量体系文件的内容,进行全体成员的教育培训,提高对建立质量管理体系的认识,使技术管理适应新要求。

(2)组织协调:在质量管理体系文件执行中,会因设计不周、体系情况变化等原因而出现各种问题,加之执行人员对质量管理体系文件理解和掌握的程度不同可能造成不协调,应注意在部门之间、人员之间进行协调,及时纠正偏差,保证护理质量管理体系的有效运作。

(3)建立信息反馈系统:质量体系每运行一步都会产生许多质量信息,对这些信息应分层次、分等级进行收集、整理、储存、分析、处理和输出,并反馈到各个执行或决策部门,以便做出正确决策。

(4)质量体系评审与审核:把握质量管理体系的运行状态,对质量体系的文件、运行过程和结果进行评价和审核。

(5)质量改进:保证为患者提供最优质的护理服务,关键是预防质量问题的出现,而不是出现问题才改进。

第二节 护理质量管理的基本方法

质量管理需要有一套科学合理的工作方法,即按照科学的程序和步骤进行质量管理活动。不断改进是护理质量的思路,需要行之有效的管理方法和技术作为支持,才能达到提高质量的良好效果。

一、PDCA 循环管理

护理质量管理的方法很多,常用的方法有 PDCA 循环(又称"戴明环")、DAT 模式、QUACERS 模式、以单位为基础的护理质量保证模式和质量管理圈的活动等,其中 PDCA 循环管理是护理质量管理中最基本的方法之一。

(一)PDCA 循环的基本含义

PDCA 循环管理由美国管理专家爱德华·戴明提出的,故又称之为"戴明环"。它是在全面质量管理理论指导下产生的一种科学工作程序,在质量管理中被广泛地应用。PDCA 是英语 Plan(计划)、Do(实施)、Check(检查)和 Action(处理)四个词的缩写,它是运用反馈原理对质量进行的管理,是反映质量管理客观规律和运用反馈原理的系统管理方法。

(二)PDCA 循环基本工作程序

PDCA 循环是一个多次重复的过程,只有起点,没有终点,一个循环解决一部分问题,尚未解决的问题或者新出现的问题进入下一个循环,但每一次循环都要经过四个阶段、八个步骤。

1.计划阶段

第一步是分析质量的现状、找出产生质量问题的原因;第二步是确定影响质量的原因和影响因素;第三步是从各种原因和影响因素中,找出影响质量的主要因素;第四步是针对影响质量的主要原因研究对策,制定相应的管理或具体的改进措施。改进措施应具体明确、切实可行,并且取得全体参与人员的理解和支持。

2.实施阶段

这个阶段的主要工作是组织有关护理人员根据第一阶段制订的计划,采取相应的措施,来达到预定的目标。此为 PDCA 循环的第五步。

3.检查阶段

根据计划的要求,对实施情况进行检查,了解计划执行情况,将实际结果与预期的工作目标相比较,检查计划的执行情况,寻找和发现问题并进行改进。此为 PDCA 循环的第六步。

4.处理阶段

对检查结果进行分析、评价和总结。具体分为两个步骤:①对检查的结果进行分析和评价,将成果纳入标准和规范中,对失败的教训记录在案,防止不良结果的再发生,此为 PDCA 循环的第七步;②将尚未解决的问题或新发现的问题转入下一个 PDCA 循环中,为制订下一轮循环计划提供资料,此为 PDCA 循环的第八步。

(三)PDCA 循环的特点

1.完整性、统一性和连续性

PDCA 循环作为科学的工作程序,其四个阶段的工作具有完整性、统一性和连续性的特点。在实际应用中,缺少或中断任何一环,该循环将不能进行下去,也就不可能取得预期的效果,只能在较低水平重复。如在护理管理工作中无计划或计划不周,给实施造成困难;或有实施无检查,执行结果不得而知;或有问题未转入下一个 PDCA 循环,致使问题未及时解决,工作质量难以提高。

2.大环套小环,小环保大环,相互联系,相互促进

医院质量体系是一个大的 PDCA 循环,大循环所套着的层层小循环即为各部门、各科室及病区的质量体系。护理质量管理体系是整个医院质量体系中的一个小的 PDCA 循环,而各护理单元

的质量控制小组又是护理质量管理体系中的小循环。医院运转的绩效,取决于各部门、各环节的工作质量,而各部门、各环节必须围绕医院的方针、目标协调行动。因此,大循环是小循环的依据,小循环是大循环的基础。通过PDCA循环把医院的各项工作有机地组织起来,彼此促进。

3.循环上升性

PDCA循环不是简单地在同一水平上的重复循环,而是在每次循环中,都能解决一些问题,都能使质量提高一步,取得一些成绩。并在此基础上,确定新的目标和计划,进入新的循环,使质量呈螺旋式上升,使管理工作从前一个水平上升到一个更高的水平。

(四)运用PDCA循环的基本要求

1.PDCA循环周期制度化

循环管理必须达到制度化要求。首先,明确规定循环周期,周期时间既不宜过长,也不能很短,一般以月周期为宜;其次,必须按循环周期作为管理制度运转,不可随意搁置、停顿。

2.PDCA循环管理责任制

PDCA循环能否有效地转动起来,关键在于责任到人。首先是确定循环管理的主持人;其次是组织有关人员参加。

3.PDCA循环管理标准规范化

制定循环管理的相关标准、程序和制度,定期进行考核,实现PDCA循环运作的程序化。

二、标准化管理

质量管理标准是以包括产品质量管理和工作质量管理在内的全面管理事项为对象而制定的标准。其内容一般包括质量管理名词术语、质量保证体系标准、质量统计标准和可靠性标准等。

(一)我国医院质量标准化进程

我国医院质量标准化分为四个阶段:

(1)第一阶段是20世纪80年代以前制定的医院工作制度、各级人员职责、各类技术操作常规,以及诊断、治疗、护理等技术检查标准。

(2)第二阶段是20世纪80年代初解放军沈阳军区开展的标准化管理,并编写了《医院标准化管理》;中国人民解放军总后勤部卫生部在1979年、1985年、1998年三次修订《医院护理技术操作常规》并出版。20世纪90年代前后,全国部分省(自治区、直辖市)组织编写并出版的《医院工作标准和质量管理标准》。

(3)第三阶段是20世纪90年代初全国范围内开展的医院分级管理和管理评审。1989年卫生部组织众多专家学者吸收国外先进经验,制定并公布了《综合医院分级管理办法》。医院分级管理依据医院的不同功能、技术结构、质量水平和管理水平,把医院分为三级十等,每级医院评审标准由基本标准、分等标准和判定标准组成。医院分级管理和评审促进了医院质量标准管理体系建设和质量管理。

(4)第四阶段是1998年以来,随着市场竞争和医疗体制的改革,越来越多的医院开始研究贯彻ISO9000的标准,并希望通过质量体系认证。山东淄博万杰医院为我国首家获得认证的医院,深圳市人民医院、哈尔滨医科大学附属第二医院等先后在1999年、2000年通过ISO9002国际质量认证,加快了与国际医院管理接轨的进程。2000年香港那打素医院护理部获得ISO9000质量认证,开创了医院护理质量管理新的里程碑。

(二)标准及标准化的相关概念

1.标准

标准是指在一定的范围内获得最佳秩序,对活动或其结果规定共同的和重复使用的规则、导则或特性的文件。我国国家标准《标准化基本术语》中定义标准为:对重复性事物和概念所做的统一规定。它以科学、技术和实践经验的综合成果为基础,经有关方面协商一致,由主管机构批准,以特定形式发布,作为共同遵守的准则和依据。标准应以科学、技术和实践经验的综合成果为基础,以促进最佳社会效益为目的,它是标准化概念中最基本的概念。

2.标准化

标准化是指在一定的范围内获得最佳秩序,对实际的或潜在的问题制定共同的和重复使用的规则的活动。这种活动包括制定、发布及实施和改进标准的过程。这种过程不是一次完结,而是不断循环螺旋式上升的,每完成一次循环,标准水平就提高一步。标准化的重要意义是改进产品、过程和服务的适用性,防止贸易壁垒,促进技术合作。标准化的基本形式包括简化、统一化、系列化、通用化和组合化。

3.企业标准

企业标准是对企业内部需要协调统一的技术要求、管理要求和工作要求,由企业自行制定并经企业法人代表批准或授权人批准、发布、实施的标准。企业标准是企业生产、组织经营活动的依据。

4.行业标准

行业标准是指由国家有关行业行政主管部门通过并公开发布的标准。行业标准应用范围广、数量多,不易收集。《中华人民共和国标准化法》第六条规定:"对没有国家标准而又需要在全国某个行业范围内统一的技术要求,可以制定行业标准。行业标准由国务院有关行政主管部门制定,并报国务院标准化行政主管部门备案,在公布国家标准之后,该行业标准即行废止。"

5.地方标准

地方标准是指没有国家标准和行业标准,而又需在省、自治区、直辖市统一的标准。地方标准公布在本行政区域内适用,不得与国家标准和行业标准相抵触,一旦国家标准和行业标准公布实施,相应的地方标准即行作废。

6.国家标准

国家标准是指由国家标准机构通过并公开发布的标准。《中华人民共和国标准化法》第六条规定:"对需要在全国范围内统一的技术要求,应当制定国家标准。国家标准由国务院标准化行政主管部门制定。"国家标准是各标准中的主体,在全国范围内适用,其他各级标准不得与之相抵触。

(三)标准的分类和级别

标准的分类方法很多。按标准的级别划分,《中华人民共和国标准化法》将我国标准分为四级:即国家标准、行业标准、地方标准和企业标准;按约束力划分,分为强制性标准、推荐性标准和指导性技术文件三种;按对象划分,分为基础标准、产品标准、过程标准、试验标准、服务标准和接口标准等。

(四)护理质量标准

1.定义

护理质量标准是护理质量管理的基础,是根据护理工作的内容、性质、特点、流程、管理要求、护理人员及服务对象的特点和需求,而制定的护理人员应当遵守的准则、制度、规程和方法。通常由一系列具体的标准组成。如医院工作的各种条例、制度、岗位职责、医疗护理技术操作常规均属于广义的标准;国务院2008年颁布的《中华人民共和国护士条例》、卫生部2011年颁布的《临床护理实践指南》《三级综合医院评审标准》均属于正式颁布的国家标准。

2.重要性

(1)护理质量标准是质量管理的重要依据:护理质量管理始于标准,止于标准。建立科学、系统的护理质量标准和评价体系,有利于护理质量的提高。

(2)标准是护理工作的指南:护理质量标准不仅是衡量护理工作优劣的准则,而且也是护理人员工作的指南。建立系统的、科学的和先进的护理质量标准与评价体系,有利于护理学科的发展、护理人才的培养及护理管理水平的提升。

3.分类

我国目前尚无统一的护理质量标准的分类,分类方法常见的有以下几种。根据使用范围划分为护理技术操作质量标准、护理文件书写质量标准、临床护理质量标准及护理管理质量标准;根据使用目的划分为方法性标准和衡量性标准;根据管理期望划分为规范性标准和经验性标准;根据管理过程结构构成划分为要素质量标准、过程质量标准和终末质量标准。而要素质量标准、过程质量标准和终末质量标准在临床护理质量管理中比较常用。

(1)要素质量标准是构成护理工作质量的基本要素。重点是对护理工作的各项要素进行质量管理,每一项要素质量标准都有具体的要求,内容包括:①机构和人员。护理人员应依法执业,专业技术人员具备相应的岗位和职责,护理人员编配合理,符合卫生部规定要求。②环境、物资和设备。它们反映环境卫生监测、医院设施、医疗护理活动空间、护理及物资设备等合格程度。③护士技能。它反映医院护理专业的水平、开展技术服务的项目及执行护理技术常规的水平,如基础护理技术操作质量标准、专科护理技术操作质量标准等。④管理制度。建立健全护理工作制度、护士的岗位职责和工作标准,如分级护理工作制度、执行医嘱制度、病房管理制度、查对制度、交接班制度、护理文件书写制度、消毒隔离制度等。

(2)过程质量标准,又称环节质量标准。它是各种要素通过组织管理所形成的各项工作能力、服务项目及其工作程序质量。主要包括患者从就诊到入院、诊断、治疗、检查、护理及出院等各个环节。过程质量不仅包括护理管理工作过程,而且包括护理业务技术活动全过程,同时还强调医疗服务体系的协调作用,如基础护理、危重症患者护理、健康教育及急救物品完好等质量评价标准。

(3)终末质量标准。它是指患者所得到的护理效果的综合质量,是通过某种质量评价方法形成的质量指标体系,如基础护理落实合格率、危重症患者护理合格率、护理技术操作合格率、患者对医疗护理服务满意率等。

4.常用的护理质量标准

(1)护理技术操作质量标准:护理技术操作质量标准包括基础护理操作和专科护理技术操作质量标准。每一项护理技术操作质量标准均包括两点。

1)总标准:a.严格执行三查七对;b.正确、及时、确保安全、省力、省时、省物;c.严格执行无菌技术操作原则及程序,操作熟练;d."以患者为中心"贯穿于护理工作的始终。

2)分标准:a.准备质量标准(包括护理人员自身准备、患者准备、环境准备和物品准备);b.过程质量标准(包括操作过程中的各个步骤);c.终末质量标准(即操作完成时所达到的效果)。

(2)护理文件书写质量标准:护理文件包括体温单、医嘱单(长期、临时)、入院患者评估表、一般患者护理记录、危重(特殊观察)患者护理记录单、手术室护理记录单及患者运转交接记录单等。在记录中要遵循客观、准确、及时、全面的原则。

(3)临床护理质量标准:临床护理质量标准涵盖临床护理工作的方方面面。贯彻以人为本的服务理念,关心患者,体现人性化服务;体现患者知情同意与隐私保护的责任。如基础护理和分级护理的措施落实;护士对住院患者的用药、治疗提供规范服务;围手术期患者规范术前访视、术中监护和术后支持等制度与程序;提供适宜的康复和健康指导;各种医技检查的护理措施落实;密切观察患者病情变化,根据要求正确记录等。

1)基础护理质量标准:基础护理包括晨晚间护理、口腔护理、皮肤护理、分级护理及患者出入院护理等,应达到清洁、整齐、舒适、安全、安静、无护理并发症的目的。

2)特级护理患者质量标准:24小时专人护理,备齐急救物品、药品并能随时使用;制订并执行护理计划;严密观察病情;正确及时做好各项治疗、护理,建立特护记录;做好各项基础护理和专科护理,无护理并发症。

3)一级护理患者质量标准:根据病情需要每15~30分钟巡视患者一次,并准备好相应的急救用品,以便必要时应用;制订并执行护理计划,密切观察病情变化,并做好记录;做好晨晚间护理,保持皮肤毛发清洁,无压疮等并发症。

4)急救物品管理质量标准:急救物品、药品、器材完好,随时处于备用状态;对急救用品的管理要做到三及时(用后及时清理、及时补充、及时检查维修)、三固定(定人管理、定位放置、定时核查)。

5)整体护理质量标准:护士能熟练地运用护理程序,对患者实施全身心的护理,满足患者的健康需求,健康教育效果好,患者满意。

6)医院感染护理管理质量标准:护理人员有医院感染控制的概念,并严格遵守无菌技术操作原则,无菌物品管理规范,各项监测(空气、工作人员的手、物体表面、消毒液等)符合标准,用后物品处理规范。

(4)护理管理质量标准:护理管理质量标准是为了进行质量管理,需要对有关的计划、决策、控制、指挥等管理职能制定相应的标准。

总体要求:认真贯彻落实国家的相关法律法规和卫生行业的相关规章制度,建立健全医院的各项工作制度,加强科学管理,确保医院正常执业活动,不断提高基础医疗质量,促进医院健康、可持续发展,提高患者的满意度。

护理管理质量标准应包括:依法执业,专业技术人员具备相应岗位的任职资格,不得超范围执业;护理人力资源管理标准,护理人员的数量与梯队(包含年龄和学历层次)结构合理,满足保证护理质量的需要(病房床位与病房护士比例1:0.4);质量责任制度管理标准(规定质量责任制应达到的要求);护理业务管理标准(业务范围、职责权限、工作制度、工作程序、工作方法及应达到的要求和考核办法);护理技术管理标准;护理质量管理方法标准(如质量检查、控制、评价等)。

(五)护理质量标准化管理

1.定义

护理质量标准化管理是指制(修)定护理质量标准,执行、落实护理质量标准,以及不断制(修)定护理质量标准的整个过程,也是护理标准化建设不断完善的过程。

2.制定护理质量标准的原则

(1)先进性和科学性原则:护理工作的对象是患者,任何疏忽、失误或处理不当,都会给患者造成不良影响或严重后果。因此,在制定护理质量标准的过程中,要坚持以科学为指导的原则,认真收集资料、广泛查阅文献、总结国内外护理工作正反两方面的经验教训,在充分论证的基础上,按照质量标准形成的规律制定标准。制定的标准不仅要符合法律法规和规章制度的要求,还要坚持以人为本,满足患者的需求,规范护士行为,促进科学化管理,最终达到提高护理质量、促进护理人才培养和护理学科发展的目的。

(2)客观性和实用性原则:从客观实际出发,掌握医院目前护理质量水平和国内外护理质量水平的差距,根据医院现有的人力、物力、时间、任务和需求等条件,制定出既基于实际,又略高于实际的标准。标准是护理工作的导向,应经过一定的努力才能达到。

(3)可衡量性原则:没有数据就意味着没有质量的概念,因此,在制定护理质量标准时,要尽量使用可计量的指标,对一些定性标准也尽可能将其转化为可计量指标,以利于统计、分析和评价。

(4)严肃性和相对稳定性原则:以严肃认真的工作态度,以科学观为指导,以患者为中心,以医疗安全为基础,经反复论证,制定出具有科学性、先进性的护理质量标准,一经审核通过,必须严肃认真地贯彻执行,并且要保持各项标准的相对稳定性和执行的连续性,不可朝令夕改,让执行者难以适应和落实。

3.制定护理标准的方法和过程

(1)确定和制定标准项目与计划:护理工作中需要统一的重复性的事物或概念很多,它们遍及护理工作的各个方面。例如究竟哪些应该制定成标准?哪些又需要先制定成标准?这些都必须首先确定标准项目,再有计划地制定。

(2)成立标准制定小组:确定制定标准的项目后,应根据工作量的大小、缓急和难易程度等因素,组成一个人员数量适当的标准制定小组,负责标准的制定工作。在小组成员的选择上,应注意选择业务能力强、熟悉护理质量要求和标准化技术的资深护理人员。

(3)调查研究,收集资料:要尽量收集国内外有关质量标准资料、标准化对象的历史和现状、相关方面的科研成果,实践经验技术数据的统计资料和有关方面的意见要求等。同时要注意收集资料与现场调研相结合,典型调查与普查相结合,本单位与外单位相结合,兼顾国内外。调查工作完成后,要进行认真的分析、归纳和总结。

(4)拟定标准并组织验证:在调查研究、资料复习、综合归纳总结的基础上,制订出关于标准的草案。为了使标准具有较高的科学性、先进性、可行性和适用性,草案完成后应发给有关单位和人员,广泛征求对标准草案的意见和建议,组织讨论、修改形成文件。须通过试验才能得出结论的内容,要通过试验验证,以保证标准的质量。

(5)审定、公布、实行:对拟定的标准进行审核,并报有关部门和机构审批,须根据不同标准的类别经有关机构审查通过后公布,在一定范围内实行。

(6)修订完善:在实施过程中,应根据使用过程中存在的问题,对制定的标准修订完善。在修订完善中,既要侧重于对原标准不足部分的修订,又要侧重对先进科学技术的追踪补充。

近年来有学者和卫生行政主管部门已经关注护理质量标准,并进行初步的研究。2005年成翼娟等人采用质性研究方法,以国际上较为通用的护理质量标准制定理论模式。以美国学者杜纳贝迪恩的结构—过程—结果模式为理论框架,通过系统回顾分析国内外的大量文献,制定出我国的护理标准与评价体系,它分为三大部分,即医院护理的结构与组织、医院护理实践、医院护理质量绩效评价指标。每一部分又包括若干个方面和条目,共计 11 个方面 53 个条目。王建荣等人用层次分析法构建护理过程质量标准。该体系分为 1 级标准 4 项,2 级标准 12 项,3 级标准 5 项。

三、全面质量管理

(一)全面质量管理的基本含义

全面质量管理是指以向用户提供满意的产品和优质的服务为目的,以各部门和全体人员参与为基础,综合利用先进的科学技术和管理方法,有效控制质量的全过程和各个因素,最经济地保证和提高质量的科学管理方法。简单地说,即全面的质量管理、全过程的质量管理、全员的质量管理。全面质量管理的思想强调质量第一、用户第一、预防为主,用数据说话,按 PDCA 循环办事。全面质量管理是一种由用户的需要和期望驱动的管理哲学。

(二)全面质量管理的中心理念

著名的质量大师爱德华·戴明、约瑟夫·朱兰等人都有各自的、具体的全面质量管理的方法,归纳起来这些方法包含五大中心理念,即系统法、全面质量管理工具、注重顾客、管理者的作用和员工的参与。

1.系统法

全面质量管理方法是将各个部门视为一个整体。多宾斯和克拉弗德梅森总结出管理者应该负责的三个系统,即社会或文化系统、技术系统和管理系统。文化系统又称社会系统,是指整个组织内所共有的一系列信念,以及由此产生的行为;技术系统是指工艺和基础设施,主要包括工作环境、流程、技术水平、计算机软硬件和固定资产投入等一系列因素;管理系统是指全员参与生产、服务的各个环节的质量管理,不断提高管理质量和效率。全面质量管理将系统论的思想和方法引入质量管理,使质量管理从单一角度转变为多角度、全方位的管理,各个不同的管理角度互相联系、互相促进和互相制约,使质量管理从整体控制、深化程度上都达到了新的水平。

2.全面质量管理工具

全面质量管理的工具多种多样,如使用统计方法来进行质量控制;使用鱼骨图来说明影响产品质量和服务的各种因素;使用基准评价方法,即寻找最好的产品流程及服务,并以此作为标准来改善本单位的流程、产品及服务等。

3.注重顾客

顾客是质量的鉴定人。早期许多管理者过于注重管理手段,他们花大量的时间制定质量指标,进行统计管理等,而不重视顾客的需求,最终的结果是只能生产出管理者自己满意而无人问津的产品。因此,在护理服务的过程中,要认真倾听患者的意见,以满足患者的需求为目标。

4.管理者的作用

许多管理者认为,一旦质量有问题,责任在于工人或其他某个人(如经理)。全面质量管理最显著的特点之一就是否定了这一论断,这意味着质量问题可能产生于管理层、某个职能部门或其他不注重质量的某个人身上。管理者的职责之一就是找出并且改正产生问题的真正原因,而不是在出现问题后才发现并且把责任归咎于某个人身上。关于管理者的作用,戴明最著名的说法是:一个企业出现的问题,85%产生于整个系统,只有 15%源于工人。

5.员工参与

不论是操作一台复杂的机器还是提供一项简单的服务,一名员工最清楚应如何把工作做好。因此,要实行全面质量管理,不仅需要高层管理者的重视、努力和支持,也需要赋予员工足够的权利和技能,使其发挥主观能动性,在生产的各个环节中自觉地为改善质量而努力。

四、持续质量改进

(一)持续质量改进的基本含义

持续质量改进是指制定改进目标和寻求改进机会的过程是一个持续过程,其结果通常导致纠正措施或预防措施。持续质量改进的关键是预防质量问题的出现,目的是向护理对象提供优质的护理服务,增加护理对象和社会满意的机会。护理管理者应把不断地改进护理质量作为追求的永恒目标。

(二)持续质量改进的意义

(1)质量改进有很高的投资收益率。

(2)可以促进新产品开发,改进产品性能,延长产品的寿命周期。

(3)通过对产品设计和生产工艺的改进,更加合理、有效地使用资金和技术力量,充分挖掘组织的潜力。

(4)提高产品的制造质量,减少不合格产品的出现,实现增产增效的目的。

(5)通过提高产品的适应性,从而提高组织产品的市场竞争力。

(6)有利于发挥各部门的质量职能,提高工作质量,为产品质量提供强有力的保证。

(三)持续质量改进的步骤

质量改进的步骤本身就是一个PDCA循环,可分为以下七个步骤完成。

(1)明确问题:需要改进的问题会很多,但最常见的是质量、成本、交货期、安全、激励及环境等六方面。选题时通常也围绕这六方面来进行,如降低不合格率、降低成本、保证交货期等。

(2)掌握现状:质量改进课题确定后,就要了解把握当前问题的现状。

(3)分析问题原因:分析问题原因是一个设立假说、验证假说的过程。

(4)拟定对策并实施。

(5)确认效果:对质量改进的效果要有正确的确认。错误的确认会让人们误认为问题已得到解决,从而导致问题的再次发生。反之,也可能导致对质量改进的成果视而不见,从而挫伤了持续改进的积极性。

(6)防止再发生和标准化:对质量改进有效的措施,要进行标准化,纳入质量文件,以防止同样的问题发生。

(7)总结:对改进效果不显著的措施及改进实施过程中出现的问题,要予以总结,为开展新一轮的质量改进活动提供依据。

第三节 护理业务管理

一、基础护理技术管理

基础护理质量是衡量一个医院的管理水平和护理质量的重要标志之一。基础护理技术是临床护理工作中各科通用的、最普遍的基本理论和操作技术,是专科护理的基础。因此,它是护理人员必须掌握的基本功。基础护理技术涉及所有的护理活动,在临床的应用相当广泛,经过长期实践,技术日趋成熟,具有技术成熟、操作简单、应用广泛的特点。

(一)基础护理的基本含义

基础护理是指为满足患者基本生理需要、心理需要和治疗需要而应具备的护理基本技能。基础护理是临床护理必不可少的重要组成部分,也是发展专科护理的基础和提高护理质量的重要保证。基础护理质量是医院等级评审的内容之一。

(二)基础护理技术管理的内容

基础护理技术管理包括一般护理技术管理、常用急救技术管理和一般护理常规三个方面的内容。

1. 一般护理技术管理

一般护理技术管理包括出入院患者的护理、各种床单位的准备、患者的清洁与卫生护理、生命体征的观察和护理、各种注射的穿刺技术、口服或吸入给药法、无菌技术、消毒隔离技术、洗胃法、导尿术、护理文件书写管理等。

2. 常用急救技术管理

常用急救技术管理包括心电监护、胸外心脏按压、人工呼吸机的使用、止血包扎、输血、吸痰等。

3. 一般护理常规

一般护理常规包括内科、外科、妇产科、儿科、五官科等患者疾病的护理常规,以及传染、发热、腹泻、昏迷等患者的护理常规。

(三)基础护理技术管理的主要措施

1. 强化对基础护理技术重要性的认识

树立以患者为中心的整体护理专业思想,护理人员对基础护理技术的认识直接影响其提供基础护理的质量。常言道,疾病是三分治,七分养。基础护理技术不仅能提供满足患者基本需求的服务,更能通过实施基础护理技术为患者提供良好的休养环境,与患者进行良好的沟通,了解患者的需求,对患者进行心理护理和健康教育,使患者身心愉悦。因此,要加强对护理人员人文关怀和基础护理重要性的教育,强化护理人员重视基础护理的意识,使护理人员具备高尚的职业道德,从思想上重视、行动上落实,主动自觉地提高基础护理的质量。

2. 建立与完善制度和标准

护理制度和标准一方面可以约束护理人员的行为,另一方面也可为护理人员的行为提供指南。统一规范的基础护理技术标准和相关制度,不仅为基础护理技术管理提供依据,而且还可避免由于人们认识不同、水平不等、要求不一致等而造成的随意性,又便于核查和评价。总之,为保证基础护理技术活动的最佳状态并取得最优效果,应建立和完善制度和标准,使基础护理技术操作和管理达到标准化、规范化及程序化。

3. 加强对基础护理业务能力的培养

基础护理的业务能力包括基本理论、基本知识和基本技能的掌握和应用。通过对护理人员的"三基"训练,可以提高护理人员解决问题和处理问题的能力。护理人员在临床实践中,除注意提高基础护理操作技能外,护理部还应建立进行基础技术操作的示教室和操练室,以集中指导或亲自示范的方式向各级护理人员和进修人员展示规范、科学、标准的技术操作。训练可先易后难,由浅入深,以病房护士长为单位全面开展,通过要点讲解和难点指导,使人人达标。在培训过程中主要抓好三点:①建立完善的培训制度;②制订培训计划,确定培训的目标、方法;③落实培训措施,保证培训质量。

4. 加强基础护理质量控制

为确保基础护理质量,在建立健全各项护理制度和标准的同时,各级护理管理者要经常深入临床一线,认真组织实施,并加强督促检查,发现问题及时解决,确保基础护理技术质量。

5. 抓好护理技术资料的管理

护理技术资料包括护理技术规程、护理技术考核成绩、护理不安全事件原因分析等。通过对技术资料的管理,分析存在的问题,为规范管理提供依据,达到持续改进的目的。

二、分级护理技术管理

分级护理制度作为重要的护理工作制度之一,在保证护理服务质量、确定临床护理人员编制、合理配置护理人力资源等方面发挥着重要作用。2009年卫生部印发的《综合医院分级护理指导原则(试行)》中提出:依据疾病的轻重缓急和患者自理能力来确定护理级别。

(一)分级护理的基本含义

分级护理是根据患者病情的轻、重、缓、急,以及通过对患者自理能力(完全自理、部分自理、完全不能自理)的评估,给予不同级别的护理。通常将护理级别分为四个等级,即特级护理、一级护理、二级护理和三级护理。

(二)分级护理技术管理的内容

1. 特级护理(特护)

特级护理(特护)表示重点护理,需要专人守护。特级护理的患者包括:病情危重随时可能发生病情变化,需要进行抢救的患者;重症监护患者;各种复杂或者大手术后的患者;严重创伤或大面积烧伤的患者;使用呼吸机辅助呼吸,并需要严密监护的患者;实施连续性肾脏替代治疗(CRRT),并需要严密监护生命体征的患者;其他有生命危险,需要严密监护生命体征的患者。特级护理患者的护理要点是:①严密观察患者的病情变化,监测生命体征;②根据医嘱,正确地实施治疗及给药措施;③根据医嘱,准确测量出入量;④根据患者的病情,正确地实施基础护理和专科护理,如口腔护理、压疮护理、气道护理及管路护理等,实施安全措施;⑤保持患者的舒适和功能体位;⑥实施床旁交接班。

2. 一级护理

一级护理表示重点护理,但不需专人守护。适用于以下患者:病情趋向稳定的重症患者;手术后或者治疗期间需要严格卧床的患者;生活完全不能自理且病情不稳定的患者;生活部分不能自理,且病情随时可能发生变化的患者。一级护理患者的护理要点是:①每小时巡视患者,观察患者的病情变化;②根据患者的病情,测量生命体征,并详细记录;③根据医嘱,正确地实施治疗及给药措施;④根据患者的病情,正确地实施基础护理和专科护理,如口腔护理、压疮护理、气道护理及管路护理等,实施安全措施;⑤提供护理相关的健康指导。

3.二级护理

二级护理表示病情无危险性。适于以下患者:病情稳定,仍需卧床的患者;生活部分自理的患者。二级护理患者的护理要点是:①每2h巡视患者,观察患者的病情变化;②根据患者的病情,测量生命体征;③根据医嘱,正确地实施治疗及给药措施;④根据患者的病情,正确地实施护理措施和安全措施;⑤提供护理相关健康指导。

4.三级护理

三级护理表示病情无危险性。适于以下患者:生活完全自理且病情稳定的患者;生活完全自理且处于康复期的患者。三级护理患者的护理要点是:①每3h巡视患者,观察患者的病情变化;②根据患者的病情,测量生命体征;③根据医嘱,正确地实施治疗及给药措施;④提供护理相关的健康指导。

(三)分级护理技术管理的质量评价标准

1.特级护理

24h专人护理;护理计划制订及时、完整,操作性强,护理措施得当;严密病情观察,及时发现并处置准确;各类导管和引流管通畅、清洁,固定牢固,位置正确,定时更换;体位正确,利于治疗,患者舒缓;卧位安全,保护性用具使用得当;做到"三短七洁",无护理并发症;危重患者护理记录单书写及时、准确,专科特点突出。

2.一级护理

严格卧床,满足患者的生活及生理需要;病情观察及时、准确,每小时巡视一次;护理计划制订及时、完整,操作性强,措施落实到位;各类导管和引流管通畅、清洁,固定牢固,位置正确,定时更换;卧位安全,保护性用具使用得当;做到"三短七洁",无护理并发症;护理记录及时、准确,专科特点突出;患者情绪稳定,处于接受治疗最佳状态。

3.二级护理

病情观察、巡视每2h一次;满足患者的生活及生理需求;患者活动及功能锻炼适度,能了解疾病的相关知识;护理记录专科特点突出。

4.三级护理

病情观察、巡视每3h一次;患者掌握疾病的相关知识;患者有良好的遵医行为;护理记录专科特点突出。

三、专科护理技术管理

(一)专科护理技术的基本含义

专科护理技术是指临床各专科特有的基础护理知识和技术。由于各专科的疾病不同,检查、治疗方法各异,患者对护理的需求也不一致。因此,专科护理技术具有专科性强、操作复杂、新技术多的特点。

(二)专科护理技术的内容

专科护理技术的内容依据各专科特色各有不同,归纳起来大体可分为三种:

1.疾病护理技术

疾病护理技术包括各专科疾病,如各类心脏病、心脑血管疾病、糖尿病、肾病等,以及各种手术患者的护理技术。

2.专科一般诊疗护理技术

专科一般诊疗护理技术包括各种功能试验、专项治疗和护理技术等,如机械通气的气道护理技术、泪道冲洗技术、外周静脉置管护理技术等。

3.专科特种诊疗护理技术

专科特种诊疗护理技术是指血液净化护理技术、肿瘤患者化学治疗护理技术等。除传统的内科、外科、妇产科、儿科、五官科护理外,随着医学科学的发展,专科护理也产生和发展了新的专科或对现有专科的进一步细化,如老年护理、肿瘤护理、疼痛护理、危急重症监护、器官移植护理等。伴随专科护理内容和方法的不断发展,对专科护理也不断提出了新要求。

(三)专科护理技术管理的措施

1.制定专科护理技术标准

专科护理技术标准既是实施专科护理的依据,也是专科护理技术管理的基础工作。制定专科护理技术标准和规程时,应注重专科专病特色,注重科学性、先进性、适应性和可行性。

2.加强专科业务技术的培训

专科护理技术种类繁多,操作复杂,涉及新技术多,学校教育涉及较少。因此,应重视临床专科护理技术的培训。通过组织护理人员专科业务学习、护理查房、病案讨论、技术操作训练等方式,帮助护士熟悉专科疾病的诊断、检查手段及治疗方法,掌握专科疾病护理理论知识、技能、专科药物的作用及不良反应,提高专科护理质量。

3.认真执行专科护理技术标准

在专科护理技术培训教育的基础上,按照专科护理技术标准,认真落实专科护理措施,以保证专科护理质量。

4.加强协调与合作

患者的检查、治疗和护理往往需要多部门、多专业共同完成。部门之间、医护之间的良好配合是提高专科护理质量的基础,如心导管检查、内镜检查,尤其手术医师、麻醉医师、洗手和巡回护士在手术中的密切配合等。护士长应经常参与医生查房,护理人员应经常参加专科医疗护理新进展、新技术新业务的介绍和学习,鼓励护理人员参与专科业务的科研活动,促进专科护理质量的提高。

5.贯彻落实"以患者为中心"的整体护理思想

专科患者,其疾病的特点与发病规律有共同特点,护士应根据患者的具体情况,开展宣传教育和自我保健指导,以促进患者早日康复及预防并发症的发生。

6.加强专科精密、贵重仪器的保养

专科精密、贵重仪器应有专人负责,定点存放,定时检查和维修,建立必要的规章制度,如除颤起搏器、监护仪、人工呼吸器等。护理人员要了解仪器的性能、使用方法、操作规程和注意事项,使设备保持良好的性能,以备应急使用。

四、新业务、新技术管理

(一)新业务、新技术的基本含义

新业务、新技术是医学科学领域各学科发展的重要标志之一,主要包括新开展的检查、诊断技术、治疗手段、护理方法和新医疗仪器的临床应用。新业务、新技术的概念有广义和狭义之分。广义的概念是指国内外近年来医学领域的新项目,以及取得的新成果和新手段。狭义的概念则是指本地区、本单位新开展的诊疗技术和方法。护理工作如何紧密适应各相关学科的发展,加强对护理新理论、新知识、新技术的研究和管理,也是提高医疗护理质量的关键点。

(二)新业务、新技术的管理措施

1. 成立护理新业务、新技术管理小组

护理部应成立护理新业务、新技术管理小组,指导全院新业务、新技术的开展,小组由护理部主任或指定有专科特长的资深护士任组长,同时吸纳专业水平高、开展新业务、新技术较多的科室护士长、护士组成。

2. 加强对新业务、新技术的论证和审批

对拟引进和开展的新业务、新技术,要充分地进行论证,详细了解原理、使用范围、效果和不良反应,以及注意事项等,保证引进、开展的新业务、新技术的科学性、先进性、安全性和可行性。同时要注意将拟开展的项目上报有关部门或专家委员会,审批同意后方可实施。

3. 建立健全相关的规章制度

对本院开展的新业务、新技术,应根据具体情况制定相应的规章制度、操作规程和质量标准,并认真实践和不断总结经验。

4. 组织学习和培训

组织护理人员参加新业务、新技术的学习,掌握新业务、新技术的理论基础和方法,并在实际工作中应用。

5. 选择实施者

实施者的选择关系到新业务、新技术推广应用的成败。选择时应从对新技术、新业务特有的兴趣,以及专业思想、技术力量、设备条件、应用对象等多方面加以考虑,必要时需进行多方合作。

6. 总结经验,不断改进

在开展新业务、新技术的过程中,对其安全、质量、疗效、费用等情况进行全程追踪管理和评价,及时发现医疗技术风险,并采取相应措施,以避免医疗技术风险或将其降到最低点。要仔细观察,不断总结经验,逐步掌握规律,不断改进,建立和完善一整套操作规程和常规,供推广使用。

7. 做好新业务、新技术的应用效果评价

建立新业务、新技术资料档案,做好使用效果评价和成果报告。小组成员应经常开展活动,了解国内外医疗、护理技术的新进展,并收集有关信息,作为开展新技术、新业务的指南。

8. 以患者利益作为出发点

新技术、新业务应符合道德伦理,应以患者为中心,从患者利益出发,有利于患者的治疗和康复。

第四节　护理质量评价

护理质量评价是护理质量管理中的控制工作之一,贯穿于护理工作的全过程。评价一般是按照一定的标准、目标或规范要求,与目前的工作进行对比,以确定其服务质量等是否符合标准要求或达到的程度。即对工作成效的大小、进度、质量等进行判断的过程。评价应贯穿护理工作的全过程,而不只是在护理工作结束之后。

护理质量评价的主体由患者、工作人员、科室、护理部、医院、院外评审机构等构成;评价的客体是各种护理项目、护理病历、护士行为、科室和医院所构成的系统绩效。

护理质量评价的对象主要是临床护理工作的各个项目,如基础护理质量、危重患者护理质量、整体护理质量、护理操作质量、护理文件书写质量、患者满意度、健康教育覆盖率、护理管理体系等。目前,患者满意度的评价、护理人员满意度评价和医院护理质量管理体系的评价是日趋重要的评价对象。

一、护理质量评价内容和指标

(一)护理质量评价内容

护理质量评价的内容主要分为要素质量评价、环节质量评价、终末质量评价三大类。

1.要素质量评价

要素质量评价是对构成护理服务基本内容的各个方面进行的评价,包括组织结构、物质设施、资源和仪器设备及护理人员的素质。具体表现为:①患者所处的环境质量是否安全、清洁、舒适,温度、湿度等是否合适;②护理人员的执业资格、数量、质量及管理方式等;③器械、设备是否处于正常的工作状态或备用状态,药品、物资基数及保存情况;④病房结构、患者情况、图标表格是否完整等。

2.环节质量评价

环节质量评价即对护理过程的评价。它可以评价护士护理行为活动的过程是否达到质量要求,也可按护理工作的功能和护理程序评价。具体包括:正确执行医嘱;病情观察及治疗效果;患者的管理;参与护理工作的其他医技部门和人员的交往及管理;护理报告和记录的情况、应用和贯彻护理程序的步骤与技巧;心理护理和健康教育;以及身体和感情健康的促进等七个方面。

3.终末质量评价

终末质量评价是对护理服务最终结果的评价。主要评价护理服务结果对患者的影响,即患者得到的护理效果的质量,如患者满意度、静脉输液穿刺成功率,护理不安全事件发生率等。根据现代医学模式要求,终末质量还应从生理、心理、社会等方面加以考虑,但这些方面的质量评价比较困难,因为影响因素很多,有些结果不一定是护理工作自身的效果,如住院天数等。

(二)护理质量评价指标

护理质量评价指标反映护理质量在一定时间和条件下基础、结构、结果等概念和数值,建立科学的护理质量评价指标是实施科学评价的基础。一般护理质量评价指标分为护理工作质量指标和护理工作效率指标两类。

1.护理工作质量指标

护理工作质量指标主要反映护理工作质量,如护理技术操作合格率、危重患者护理合格率、基础护理合格率、护理文件书写合格率、抢救物品完好率、护理不安全事件发生数、压疮发生次数等。2011年实施的《医院管理评价指南》增加了反映患者终末护理效果的评价指标,如患者满意度、住院患者压疮发生率、医院内跌倒/坠床发生率、健康教育知晓率、医院感染发生率、社会对医疗服务的满意率等。

2.护理工作效率指标

护理工作效率指标主要反映护理工作数量,是表明负荷程度的。除特级、一级护理人次数外,其余大部分是医疗护理工作共同完成的,如出入院人数、门急诊人数、手术台次、平均住院日、床位使用率、抢救患者次数、抢救成功率等。

二、护理质量评价形式和方法

(一)护理质量评价形式

1.全程评价与重点评价

(1)全程评价:就是对护理活动的全过程进行分析评价。即对护理工作的各个方面进行整体情况的检查,找出普遍性问题,以及需要不断改进的地方,为进一步修订质量标准指明方向。

(2)重点评价:就是对护理工作中的某个单项进行详细的评价,如护理技术操作、护理记录等。其特点是在短时间内详细分析评价,发现问题,及时提出解决方法,采取措施进行修正。

2.事前评价与事后评价

(1)事前评价:是指在标准实施前进行的评价,找出质量问题,明确解决问题的轻重缓急。

(2)事后评价:是指在标准实施后进行的评价,目的是对效果进行监测,为持续质量改进指明方向。

3.定期评价与不定期评价

(1)定期评价:是指按规定和计划的时间进行评价,其特点是计划性强。定期评价又分为全面定期和专项定期评价,全面定期评价是指按照事先设定的时间,如每月、每季度或半年、一年,组织对护理质量进行全面检查评价;专项定期评价是指根据每个时期的薄弱环节,组织对某个专题进行检查评价,时间根据任务内容而定。

(2)不定期评价:是指未规定评价的时间,根据需要随机进行的评价。因为评价时间是随机的,能较真实地反映质量问题,主要是各级护理管理者和质量管理人员随时按护理质量的标准要求进行的检查评价。

4.自我评价与他人评价

(1)自我评价:是由被评估者本人或本单位对自己工作质量进行的评价,如护士长自查,科护士长、护理部逐级检查或科室间进行同级交叉检查等。

(2)他人评价:是由他人或机构进行的评价。常见的有上级机关的评价(如卫生行政主管部门、院级等)、服务对象评价、医生评价、护理人员之间的相互评价等。

(二)护理质量评价方法

1. 院内评价

我国大多数的医院护理质量评价,主要是通过护理部、科护士长、护士长三级质量控制组织来进行的。也有部分医院在护理部下设立专职质量控制组(临时或常设机构),分片或分项对护理质量进行检查评价。

(1)逐级检查:护理部、科护士长、护士长三级质控组织,构成医院护理质量监控网络,按照护理质量标准,逐级定期(按月、季度、年)或不定期进行质量评价。

(2)质量控制组:可为常设或临时机构,一般由具有较高业务水平和丰富管理经验的护理人员组成。每小组3~5人,可分片(内、外、妇、儿、门急诊等)或分项(护理技术操作、特护、一级护理、基础护理、抢救物品、医院感染管理、病室管理、护士长考核等)对照护理质量标准,定期或不定期地进行质量评价。

(3)护理质量管理委员会:由护理专家组成,针对高风险、高频率、重大的护理质量问题进行专项督查,以保证关键点的质量。

2. 院外评价

(1)医院质量评审委员会评价:这是由卫生行政部门组织的对各级医院的功能、任务、水平、质量和管理进行的综合评价,是院外评价的主要方式,如医院分级管理评审,则由卫生行政部门组织有关专家按照评审标准,每3~4年对各级医院进行质量评价,并根据评价的结果评出相应的等级医院。

(2)新闻媒介的评价:又称社会舆论评价,这是一种不规范的院外评价方法。目前各医院主要采用聘任医德、医风监督员的方式获得对医院评价的信息反馈。

(3)患者评价:患者是服务结果的直接受益者,对服务质量最有评价权。目前各卫生主管部门和医院多采用不记名电话专人随访形式,对出院患者进行多项的满意度评价。

三、护理质量评价结果分析和注意事项

(一)护理质量评价结果分析

护理质量评价结果的直接表现形式主要是各种数据,但用这些数据尚不能直接对护理质量进行判断,须进行统计处理,方可进一步分析存在的质量问题,达到持续质量改进的目的。统计图表将资料形象化,具有形象鲜明、内容生动、表现力强、通俗易懂、易记忆及方便比较的特点。同时通过计算机对信息的处理,使比较复杂的、大量的质控数据处理变得简单,方便使用。

护理质量评价结果分析方法很多,可根据使用目的和具体条件采用不同的方式,常用的方法主要有定性分析法和定量分析法两种。定性分析法包括调查表法、分层法、水平对比法、流程图法、头脑风暴法和因果分析图法等。定量分析法包括排列图法、直方图法和散点图的相关分析等。

1. 统计表法

统计表法采用表格形式,将数字按照一定的特点、规律编排在表格里,用以反映事物的现象和过程。统计表法具有便于阅读、易于分析、比较的优点。统计表的标题位置在表格的最上方,应包括时间、地点和所要表达的主要内容。图表中的线条不宜过多、不用竖线条,一般以"三横线"为宜,需要备注时在表中标出并在表的下方注出。

2.统计图法

统计图法是用点、线、面的位置升降或大小来表达统计资料数量关系的一种陈列形式。

3.排列图法

排列图法又称主次因素分析图,是意大利统计学家帕累托首先采用的,故也叫帕累托图。它是找出影响护理质量主要问题的一种有效方法,它可以找出和表示"关键的少数和次要的多数"的关系。在影响质量的因素中,少数一些关键问题重复发生,是管理者迫切需要解决的问题,排列图就是寻找少数关键因素的方法。

(1)排列图的作用:①确定影响质量的主要因素。通常累计百分比将影响因素分为三类:累计百分比在80%以内的为主要因素;累计百分比在80%～90%的为次要因素;累计百分比为90%以上的为一般因素。解决了影响质量问题的主要因素,大部分质量问题也就得到了解决。②确定采取措施的顺序,即主要因素到次要因素再到一般因素。

(2)排列图的绘制步骤:①收集一定时期的质量数据。②把收集的数据按原因分层。③计算各种原因重复发生的次数,即频数。计算不同原因发生的频率和累计频率,做成整理表。④绘制排列图。⑤寻找少数关键因素,采取措施。

(3)排列图的组成和意义:排列图由两条纵坐标和一条横坐标,以及若干个直方图和一条曲线组成。排列图左侧的纵轴表示事件发生的频数,右侧的纵坐标表示发生频数所占的百分比,横轴表示影响质量的各个因素,按影响程度的大小从左到右依次排列。直方图的高度表示某个影响因素的大小。曲线表示各影响因素大小的累计百分比。

4.因果分析图

根据其形状又称为鱼刺图、树枝图等。它是日本东京大学石川馨教授提出的一种简便而有效的方法,又称为石川馨图,它是分析和标志某一种结果或现象与其原因之间关系的一种图示。它是一种由结果寻找原因的方法,即根据反映出来的质量问题(结果)来寻找造成这种结果的原因,寻根究底,不断探寻,从主要原因到次要原因,从大到小,从粗到细,直到能具体采取措施为止。

(1)因果分析图绘制的步骤:①确定分析对象,明确问题,即针对问题寻找因果关系,最好能使用数据说话;②召开有关人员的质量分析会,把影响质量问题的原因都列举出来,并找到能采取的具体措施;③把影响因素进行分类,形成小原因、中原因和大原因;④判断真正影响质量的原因,绘制因果分析图。

(2)绘制因果分析图时的注意事项:①寻找原因要全面。影响质量的主要原因通常包括人员、仪器设备、材料、方法和环境五个方面;②在探寻原因时要充分发挥民主,集思广益;③采取措施后,应再用排列图检查其效果。

5.控制图

控制图又称管理图,利用这种有控制界限的图形来反映护理服务过程中的质量监控指标的动态变化。控制图实际上同体温表一样,对服务过程中的异常情况起着监控和警示作用。

控制图实际上是一个坐标图,横坐标表示发生的事件,纵坐标表示质量要求值。与横坐标并行的一般有三条线,中间一条实线为中心线或均线,是质量控制指标的均值或要达到的质量目标,中心线上下的虚线分别为上控线和下控线,分别由均数的3倍标准差确定。

(二)护理质量评价应注意的问题

在质量评价过程中,由于主观和客观因素,容易造成评价上的失误或偏差,管理者应充分认识到这些问题,从而对护理质量做出科学的、准确的评价。

1. 误差分析

误差是指评价与实际工作质量之间的差距。评价者没有完全掌握评价标准或评价程序不严格,是造成误差的常见原因。误差分析常见的有:质量标准定得太低或太高而造成的宽厚误差或者是苛刻误差,或评价人与被评价对象之间的感情因素所造成的偏见误差等。

2. 晕轮效应

晕轮效应又称为"光环效应",是一种社会心理现象。往往是由于评价者对被评价对象有好感或成见,而称赞或否认其全部。它的最大弊端是以偏概全,引起评价者出现判断上的主观性而造成评价上的偏差。

3. 优先效应

优先效应又称首因效应,是往往把第一印象看得特别重要,影响以后对此人或事的评价,导致为控制系统提供的信息不精确、不客观,使上层管理者做出不客观的评价。

4. 自我中心效应

自我中心效应以评价者自我感受代替绩效标准进行评价,不是用客观标准进行比较,而是将自己的主观理解和行为标准作为评价的尺度,从而造成很大的偏差。具体可分为两种类型:对比型,表现为评价者将被评价者与自己比较;相似型,表现为评价者寻找评价对象与自己相似的地方进行评价。

第五节 护理管理信息化系统

随着人类社会向信息时代的迈进,人们越来越清晰地认识到,知识就是力量,信息就是财富,信息向人类提供知识和智慧。信息资源在社会生产和人类生活中发挥日益重要的作用。如果没有信息管理,信息不仅不能被有效地利用,而且可能带来意想不到的麻烦。管理信息化系统是计算机技术和通信技术综合发展的结果,运用计算机进行数据及信息处理,使很多管理工作更加快捷、准确、省时省力,大大提高了管理效率。信息科学和计算机网络技术在护理工作中的广泛应用,提高了护理质量,促进了护理管理科学化、标准化的步伐。

一、护理管理信息化系统的概念和特点

(一)护理管理信息化系统的相关概念

1. 信息

信息是信息论中的一个术语,常常把消息中有意义的内容称为信息。1948年美国控制论创始人维纳在《控制论》一书中指出:"信息就是信息,既非物质,也非能量。"同时,信息概念广泛地渗透到各门学科之中,人们可以根据各学科自身的特点为信息做出各种各样的定义。狭义的信息是指经过加工整理后,对于接受者具有某种使用价值的数据、消息、情报的总称。人们对于相同的消息或数据会有不同的认识与解释,得到不同的信息,从而影响人们各自的决策。广义的信息是指客观

世界中反映事物的特征及变化的语言、文字、符号、声像、图形、数据等。信息概念的重要含义是：①信息是客观事物最新的变化和特征的反映；②信息要经过传递；③信息包括的范围很广；④信息是客观事物相互作用、相互联系的表现；⑤人们获得新信息的过程是加工、整理和有序化的过程。

2.护理信息

护理信息是临床护理工作中有意义的信息，通常来源广泛、内容繁杂、随机性大和质量要求高。护理信息来源广泛并互相交错、互相影响；来自护理系统外部和内部的信息各不相同，内容繁多；护理日常工作中常有突发事件，有时无规律可言，需要护理人员具备敏锐的观察、判断和分析能力；许多护理信息直接关系到患者的健康和生命，要求具有及时、准确、完整性及可靠性。护理信息主要包括护士技术档案、整体护理、护理教学、科研、医嘱处理、差错分析等。

3.护理管理信息化系统

护理管理信息化系统是由护理人员和计算机组成，能对护理管理和业务技术信息进行收集、存储和处理的集合，是医院管理信息化系统的一个子系统，拥有自己独特的部分，如医院医嘱管理系统软件，可大大提高护士处理医嘱的工作效率，并有效地减少差错。护理管理信息化系统包括护理工作量、护理质量控制、护理物品供应、护士人力安排(排班)、护理教学和科研等护理信息。医院管理护理信息的过程包括收集、汇总、加工、处理、分析、贮存、传递、检索等基本环节。通过护理管理信息化系统掌握护理工作现状，充分发挥各级指挥系统的功能，能使护理工作得以惯性运行。

(二)护理管理信息化系统的特点

1.护理信息的特点

信息是多种多样、多方面、多层次的，信息具有可识别性、可传递性、可储存性、可浓缩性、可替代性、可分享性和可扩充性等特点。护理信息除具有一般信息的特点外，还具有以下特点。

(1)生物医学属性：护理信息主要与人的健康和疾病有关，因此具有生物医学属性的特点。在人体这个复杂的系统中，由于健康与疾病随时处于动态变化中，护理信息便具有动态性和连续性，如脉搏就汇集着大量的信息，既反映人体心脏的功能，血管的弹性，还反映血液的血容量等信息。

(2)相关性：护理信息和多方面相关，涉及的部门和人员较多，各方面的密切配合至关重要，如临床护理的数据动态变化直接影响病案统计的准确性。

(3)准确性：护理信息除部分客观资料外，大部分来自护理人员的主观判断，而这种判断又依靠护理人员的业务水平和经验，如观察患者神志和意识的变化、出血量的多少等，都需要护理人员准确地判断，这种综合分析信息的能力，对患者的预后常产生直接的影响。

(4)大量性和分散性：主要是指医院每天都要面对许许多多的患者，产生大量的信息，而信息大都分散在各个科室、各个专业和不同的医务人员中。因此，信息量之大，分布之分散，是护理信息的又一个特征。

(5)重复性：护理人员每日都要重复收集患者的相关信息，如生命体征、病情变化等。

(6)时效性：由于患者的病情随时都在变化，因此在临床护理工作中时刻需要最新的医疗护理信息，以便做出正确的决策，及时采取有效的措施。

2.护理管理信息化系统的特点

(1)保证信息的准确性、安全性：护理管理信息化系统使用个人用户密码登录，随时切换用户，登录后只可以对此用户录入的信息进行增加、删除、修改等。个人用户密码的设置分清了责任，使网络每项信息来源的执行都有据可查,增强了护理人员的责任感,并保证了信息的准确性和安全性。同时准确、实时、完整的记录也为医疗举证倒置提供了法律依据。

(2)提高了工作效率:如医院信息管理系统的医嘱处理、清晰的治疗服药单,方便了护士的查对和执行;患者入院登记、病区工作日报、护理工作量统计等数据统计,直接从数据库读取生成报表,既避免了手工统计的错误,又有利于护士将更多的时间和精力用于患者的护理服务。

(3)增强了管理的透明度,改善了护患关系:如医院信息管理系统中的"住院患者费用一日清单"功能,为患者提供了详细、清楚的费用清单,增加了患者对医院的信任,提高了患者的满意度。

(4)加强了用药管理:如医院信息管理系统中的"住院患者领药"功能,对每条医嘱都提供了发药、停药明细查询,护士能清楚地了解每位患者的用药及药物使用时间等动态情况,加强了护士对药品的管理意识。药房管理部门也能随时查询药品库存数,有利于对药品使用过程进行监管,使药品管理更加严谨、规范与合理。

(5)实现了科室考核从模糊到量化的转变:医院信息管理系统可提供各阶段时间内护士的具体工作量及错误工作率等量化指标,数据准确、界面清晰,护理管理者可根据量化指标作为护理质量考核的依据,并与各护理单元效益工资直接挂钩,极大地调动了护士的工作热情,有效地实现了护理垂直绩效管理。

(6)规范了护理文书的书写,节约成本:实时和定期查看护理文书的书写情况,有问题及时讲解并指导更改,使其更加规范、整洁,提高了甲级病历的合格率,加之目前应用的掌上电脑,可以直接记录检查结果,每周定期专人检查,发现错误及时督促纠正,待患者出院时再针对单个护理病历进行检查,核查无误后集中打印,减少了浪费。

二、护理管理信息化系统的分类和作用

(一)护理管理信息化系统的分类

1.护理信息的分类

(1)护理科技信息:护理科技信息包括国内外护理新进展、护理科研成果、论文、著作、译文、学术活动情报、护理专利、护理专业考察报告、新技术、新仪器、新设备及护理新用具的资料等。

(2)护理业务信息:护理业务信息主要有临床直接观察的护理信息、个案病例护理信息及病房护理工作的基本信息源,如医嘱信息、护理文件书写资料等;医院护理质量指标及原始材料、患者出入院、手术的登记;各种各类护理工作量统计;各种日报表、月报表、季报表、年报表;各种护士排班和考勤等内容。

(3)护理教育信息:护理教育信息主要包括历年的教学计划、实习安排、教学会议记录、进修生管理资料等,继续教育计划、培训内容、业务学习资料、护士考核成绩及标准卷等内容。

(4)护理管理信息:护理管理信息包括护士的基本档案资料、各级护理人员职责、各种护理规章制度和护理工作质量标准、各种护理模式的管理制度等管理资料。

2.护理管理信息化系统的分类

(1)门诊信息化管理系统:门诊部是医院的一个重要部门,门诊部的信息化建设直接关系到整个医院的信息化建设的水平。门诊信息化管理系统,如就诊排队叫号系统、收费、化验、取药等,方便患者就诊,减少排队环节,并可以实现患者资料(患者基本情况、就诊记录及检查结果与治疗情况

等)永久性储存。

(2)住院患者信息管理系统：住院患者管理是医院管理的重要组成部分，耗用医院大量的人、财、物等资源。当患者办理入院手续时，患者的信息已在病区护士站电脑终端显示，有利于护士及时为患者准备床单位；患者信息卡刷卡后即可打印患者一览表卡、床头卡等相关信息，并与药房、收费处、病案室、统计室等相应部门共享。这样既强化了患者的动态管理，又减少了护士的间接护理时间。

(3)住院患者医嘱处理系统：医生在电脑终端录入医嘱，护士站电脑中立即显示，护士经核实医嘱无疑问后确认，即产生各种执行单及当日医嘱变更单和医嘱明细表；确认领取当日或次日的药品，病区药房、中药房自动产生领取总表及单个患者明细表；药费自动划价后与收费处联网入账；住院费及部分治疗项目按医嘱自动收费，充分体现出医嘱的严肃性和法律的效应性。

(4)住院患者药物管理系统：本系统在病区电脑终端设有借药及退药功能，当患者转科、出院、死亡及医嘱更改时可及时退药，并根据患者用药情况设有退药控制程序，避免人为因素造成误退药和滥退药现象。

(5)住院患者费用管理系统：该系统根据录入的医嘱、诊疗、手术情况等信息，费用自动生成。在患者住院的整个过程中可以随时统计查询患者的费用信息，如患者费用使用情况、结余情况等，有利于调整患者的费用结构，以便达到科学管理。

(6)护士工作移动站：借助病房无线网络，用于检验标本采集、药物治疗时患者身份的核对及护理基础操作记录。主要功能包括生命体征录入、医嘱执行、检验留样、护理操作记录。生命体征录入时可以防止反复转抄导致的差错发生；系统跟踪医嘱执行的整个周期，避免出现差错和遗漏；检验样本条形码识别不会出现采样错误等。移动站将信息迅速反馈给护理管理者，使其能及时、有效、全面、动态地掌握整个病区患者的信息及护理工作量，及时发现潜在的质量问题，以便提出整改措施并修正，从而实现以患者为中心的全过程护理。

(7)手术患者信息管理系统：该系统在外科等病区电脑终端输入手术患者的信息，如拟实施的手术方式、手术时间、麻醉者、手术者、洗手和巡回护士、术前用药及特殊准备意见等，使病区与手术室之间做到紧密衔接。

(8)护理排班信息系统：由护士长录入密码后显示排班程序，进行排班、修改及打印，并与护理部信息管理系统相关联，使护理部及时了解、掌握各科室护理人员的情况，有利于调配。

(二)护理管理信息化系统的作用

1.优化工作流程，提高工作效率

护理管理信息化系统的应用大大提高了医护工作信息传递速度。患者的就医流程就是一个完整的信息流程，它减少了患者的无效就诊时间，使医疗护理工作得到重新优化，在提高医院服务质量的同时也方便患者，提高了医院的工作效率。如只要医生将患者的相关信息录入，就可自动生成并完成各种口令，并可在任何时间和终端打印出各种需要的文件，使医护人员从大量简单和重复性劳动中解脱出来，不但工作效率得到提高，而且医护人员也有更多的时间照顾患者，或者从事医疗业务学习和科学研究。

2.规范医疗行为，提高工作质量

各种医疗护理文件及各项操作，如药房摆药、取药、划价、记账、结算医疗费用等全部由计算机管理，上级医生签字或护士校对执行确认后，就作为有效的文件而不能随意更改。这不仅符合医疗管理规范的要求,而且对医护人员也起到了提醒、保护、监督和制约作用,有助于提高医疗护理工作质量,更便于管理部门的检查和监督。

3.加强经费管理,提高经济效益

在系统中,由于患者的医嘱与后台自动划价系统直接相连,所有医疗活动都自动记录着经费的消耗而很少有人工干预。每个患者的检查与治疗的申请都是网上传递,并经各执行科室的执行者确认后自动记录成本消耗,最大限度地减少了各种原因引起的浪费、漏费和错误计费等人为误差。

4.辅助决策分析,提高管理水平

由于各种医疗护理工作记录随时进入了信息系统,医院管理部门可以随时统计各科室目前在院患者的各种信息和多种医疗指标,管理人员可以通过调用和查询大量的数据,进行各种统计分析,实时监控医疗过程,及时发现医疗护理过程中的各环节问题,深入探索工作规律,合理制订工作计划,采取相应管理措施。通过现代化手段,对医疗工作的运行实施指挥和调度,将控制与管理贯穿于医疗流程的各个环节,动态掌握医疗工作变化情况,能正确把握业务运营"脉搏",及时根据医疗市场的变化、社会人群需求和卫生资源分布情况,实施全流程的动态调试管理,使医院管理从医疗的终末管理,提高到医疗过程的环节管理,变事后管理为实时管理。

5.增强竞争能力,提高全员素质

护理管理信息化系统的应用,通过提高工作效率节约了患者的就诊时间;通过提供电子查询促进了患者对医院特点和优势的认识;通过计算机自动实时明码标价、划价收费,使患者对个人所花的费用更清楚和放心;通过提高医疗规范与质量控制,为患者提供了更加优质的医疗护理服务。

总之,随着计算机技术在医院各个层次、各个方面、各个部门广泛而深入的应用,增强和调动了医院各级、各类人员学习和运用计算机的自觉性和积极性,促使了护理人员素质及计算机应用水平的提高,使之更加适应医院现代化建设与发展的客观要求。

三、护理管理信息化系统的管理和评价

(一)护理管理信息化系统的管理

1.信息资源管理的组织系统

从信息组织系统的角度看,信息传递和沟通涉及组织的每个成员。这不仅是最高管理层发出的信息和其他人接收信息的过程,而且还包括下级发出的信息,即上级管理者接收信息的过程。组织的每个成员既是信息的发送者,又是信息的接收者。信息沟通对组织活动具有重要的作用,每个成员都要参与信息沟通的过程。所以,在组织中必须建立信息组织系统,以保证有效的沟通和传递信息。信息资源的组织来源于以下两个方面。

(1)正规的组织系统:正规的组织系统是指按组织结构和管理层次所进行信息沟通的系统。在这种情况下,社会自治系统即为信息组织系统,这是社会组织内部信息沟通的基本渠道,如各部门之间的信息传递、各管理层之间的指令下达和落实反馈等。

(2)非正规的组织系统:是指不受正式组织机构约束的组织成员个人之间的信息沟通系统。非正规的组织系统不仅是正规系统的补充,而且大多数的信息沟通都是依赖非正规系统完成的。如果缺少非正式的沟通联系,信息组织系统也将不能正常运转。

2.信息资源管理的技术系统

信息资源管理的技术系统即信息的一系列处理活动。"处理"概括了一切将数据加工成信息的具体数据操作技术。信息处理包括以下基本活动。

(1)数据采集(登录):把客观事实用某种方式放入一个数据处理系统中,被采用的数据是准备用来处理成信息的对象。

(2)区分类别(分类):把有同样特性的数据放在同一类里或同一组里。反之,如果知道某一类别本身的一些情况,也可以赋予这一类数据以同样的特性。

(3)数据转换(排序):把某些数据项按照所需要的顺序进行排序,经过排序后的数据具有一定的含义。因此,排序本身也是把数据转换成信息的一种处理。

(4)算术运算(计算):对数据进行算术运算的处理。被采用的数据项与别的数据项可以进行加、减、乘、除和其他运算。

(5)摘要(抽出):把数据精简并赋予新的含义。

(6)分析判断(比较):用已知的量度对相应数据进行对比分析和逻辑判断。

(7)传递(通信):把经过一系列处理活动后转换的信息,及时送到需要者手中的过程。但没有通信,信息就失去价值。

(8)存储(保存):把信息保存起来,以便继续使用或供以后使用,最终保证信息系统循环下去。

(9)检索(查询):寻找或查询数据。当用户提出具体需求时,对已被存储的数据进行搜索,从中寻找出符合用户条件的数据,这个过程就是检索。

(二)护理人员使用信息的管理

1.提高护理人员对信息管理的认识

各级护理人员,尤其是护理管理者要重视护理信息管理的重要性,积极参与护理信息的收集、整理、分析和利用等。同时完善信息管理的制度,减少信息传递中的不必要环节,防止数据丢失。

2.普及计算机知识,提高护理人员素质

加强护士应用计算机能力的培养,掌握计算机文字处理系统和数据使用等基本知识,提高利用先进信息技术为临床护理和护理管理服务的能力,保证信息的完整、真实和及时,并注意适当保密。

3.保证信息渠道的通畅

护理人员对信息应及时传递和反馈,护理管理者应检查和督促信息的管理工作。

(三)护理管理信息化系统的评价

1.提高护理工作效率及质量

护理管理信息化系统因具有科学化、标准化和规范化,所设计的各项子系统方便护士日常操作,使护理工作效率明显提高,医院整体护理水平明显得以改善。如临床所需物资、耗材、器械、药品请领等,通过医生医嘱自动产生,护士工作站审核确认后,直接将数据传输至药房、设备科、总务库房、供应室等相关部门,相关部门工作人员根据所需物资、药品,按照计划每日送至病区并通过扫描确认,代替了原来的手工登记,减少了误差,保证了供应。

2.减少医嘱处理缺陷

护理管理信息化系统因医嘱流程合理,有效避免了医嘱转抄过程中的人为错误,保证了医疗护理质量。如医生开设医嘱、护士核对确认医嘱、计算机生成有效医嘱并打印出各种医嘱单;如果有尚未处理的医嘱,计算机系统会自动提醒,减少了医嘱差错的发生。

3.提高患者的满意度

护理管理信息化系统因各类检验、检查、治疗单的规范打印,项目内容、条码和注意事项一目了然,使患者充分了解检查、治疗前的各项准备工作。同时患者凭住院号就可随时了解每日的费用情况且清单清楚,患者满意度明显提高。

第二章 呼吸内科常见疾病护理

第一节 急性上呼吸道感染

上下呼吸道以环状软骨为界,鼻、咽、喉部的急性炎症称为上呼吸道感染。上呼吸道感染多由病毒感染引起,少部分为细菌感染。急性上呼吸道感染发病率高、传染性强,但预后良好。可继发急性气管支气管炎、急性肾炎等。

一、病因和发病机制

上呼吸道感染主要通过飞沫或被污染的器具传播。外界来源的微生物(病毒、细菌)定植在上呼吸道,当机体抵抗力降低或局部防御功能下降时,定植的病毒、细菌将迅速繁殖,并侵入黏膜纤毛细胞,引起急性炎症。病毒感染使纤毛细胞坏死、脱落,防御机制破坏,易继发感染。常见病毒为鼻病毒,它是普通感冒最常见的病因。其他还有冠状病毒、流感病毒、副流感病毒、腺病毒、呼吸道合胞病毒。非呼吸道病毒常见柯萨奇病毒、埃可病毒等。细菌以溶血性链球菌最多见,其次为肺炎球菌、葡萄球菌、流感嗜血杆菌等,主要表现为咽炎和扁桃体炎,常继发于病毒感染。

二、临床表现

全年发病,冬季多见,多数为散发,可发生流行。受凉、过度疲劳为常见诱因。急性上呼吸道感染分为5个类型。

(一)普通感冒(急性鼻炎)

以鼻咽部炎症为主要表现。起病急,早期为咽干痒、咽痛、打喷嚏、流涕、鼻塞。以后鼻涕变稠。后期可出现声嘶、咳嗽。可有低热、头痛、全身不适。部分患者有腹痛、腹泻。病程5~7天。

(二)咽结膜热

以咽炎和眼结膜炎为特征。除感冒症状外,还有流泪、畏光。扁桃体充血、水肿,颌下淋巴结肿痛。

(三)急性咽喉炎

主要症状有咽痛、声嘶、干咳、发热。咽充血,咽后壁淋巴滤泡增生。

(四)疱疹性咽峡炎

以在软腭及扁桃体上出现疱疹和浅溃疡为特征。

(五)细菌性咽-扁桃体炎

起病急,明显咽痛(可有吞咽痛)、畏寒、高热。扁桃体充血、肿大,表面被覆脓性分泌物,颌下淋巴结肿痛。

急性上呼吸道感染蔓延可引起鼻窦炎、中耳炎。可继发细菌性肺炎。柯萨奇病毒感染可引起胸膜炎、心包炎和心肌炎。β-溶血性链球菌感染可能引起肾炎。

三、治疗

(一)对症治疗

1.休息

病情较重或年老体弱者应卧床休息,忌烟、多饮水,室内保持空气流通。每日晨(A 班 7 点)晚(P 班 7 点)各开窗通风 30 min,告知患者注意保暖,预防症状加重。

2.解热镇痛

如有发热、头痛、肌肉酸痛等症状者,可选用解热镇痛药,如布洛芬、吲哚美辛、复方阿司匹林、对乙酰氨基酚等;咽痛可用各种喉片如溶菌酶片、健民咽喉片或中药六神丸等口服;每日饮水量在 2500 mL 以上。

3.减轻鼻黏膜充血

鼻塞、鼻黏膜充血水肿时,可应用盐酸伪麻黄碱,或 1% 麻黄碱滴鼻,可每日晨晚用棉棒蘸取氯化钠溶液擦拭鼻腔。

4.抗组胺药

常伴有鼻黏膜敏感性增高,频繁打喷嚏、流鼻涕,可选用马来酸氯苯那敏或苯海拉明等抗组胺药。

5.镇咳剂

对于咳嗽咳痰,黄色脓痰症状较明显者,可给予肺力咳合剂、惠菲宁、右美沙芬、喷托维林等镇咳药;复方可待因(新泰洛奇)宜在睡前服用。

(二)病因治疗

1.抗菌药物

单纯病毒感染无须使用抗菌药物,有白细胞计数升高、咽部脓苔、咳黄痰等细菌感染征象时,可酌情使用青霉素、第一代头孢菌素、大环内酯类或喹诺酮类,或根据病原菌选用敏感的抗菌药物。

2.抗病毒药物

目前尚无特效抗病毒药物,而且滥用抗病毒药物可造成流感病毒耐药现象。因此,如无发热,免疫功能正常,发病超过 2 天的患者一般无须应用。免疫缺陷患者可早期常规使用。广谱抗病毒药物利巴韦林和奥司他韦对流感病毒、副流感病毒和呼吸道合胞病毒等有较强的抑制作用,可缩短病程。

3.中医中药治疗

具有清热解毒和抗病毒作用的中药亦可选用,有助于改善症状,缩短病程;小柴胡冲剂、板蓝根冲剂应用较为广泛。

四、资料收集与评估

(一)一般资料

入院 2 h 完成"内科护理评估单",了解既往史、诱发因素(受凉、劳累)等。

(二)主诉资料

是否有发热、鼻塞、咳嗽、打喷嚏、咽部不适、咽痛、干咳、头痛、食欲减退、乏力、关节疼痛等;咳嗽发生的急缓、性质、出现及持续时间等,痰液性质、颜色、气味及量等。

(三)查体资料及评估

是否有咽部充血、扁桃体红肿、颌下淋巴结增大伴压痛;血常规、病原学检查等。

(四)评估患者心理社会状况与认知程度

(1)患者是否有焦虑、恐惧、抵抗等情绪。

(2)评估患者及其家属对疾病的预防及康复知识的了解程度。

五、护理问题

(1)体温过高:与感染有关。

(2)鼻塞、流涕、咽痛、头痛:与细菌、病毒感染有关。

(3)疲乏,全身酸痛不适:与急性上呼吸道感染有关。

(4)有体液不足的危险:与发热、出汗、饮水少有关。

(5)潜在并发症:高热惊厥、肺炎、休克等。

(6)知识缺乏:缺乏有关上呼吸道感染的相关知识。

六、护理措施

(一)做好发热护理,维持体温恒定

(1)密切监测体温,发热原因待查患者每日测量体温4次,发热时随时测量,当体温超过38.5 ℃时给予物理降温,如头置冰袋或毛巾冷敷、一贴凉外用、乙醇擦浴、冷盐水灌肠等。

(2)遵医嘱药物降温,给予解热药,头痛发热可用消炎痛栓剂半枚肛入,布洛芬、阿司匹林、消炎痛等消炎止痛药并观察记录用药效果。如高热不退可用阿司匹林类药物(阿沙吉尔)0.5 mg+氯化钠10 mL静脉推注。

(3)降温后每隔30~60 min测量体温,观察体温变化情况,降温速度不宜过快,注意观察激惹及惊厥现象。应用阿司匹林类药物应密切观察体温变化,出现体温不升及时通知医生处理。

(4)协助多饮水,以加速毒物的排泄。

(5)加强基础护理,勤换内衣,保持口腔及皮肤清洁。

(二)鼻塞、流涕、咽痛、头痛的护理

(1)保证呼吸道通畅,及时清除口、鼻腔及咽喉部分泌物;加强口腔护理,预防口腔感染。

(2)观察咽部充血、水肿、化脓情况,及时发现病情变化,咽部不适时可给予润喉含片或雾化吸入。

(3)鼻腔护理:在患病过程中经常有鼻塞出现,患者会出现缺氧、头痛的表现。当鼻部的分泌物较多时,指导患者取头侧卧位,使一侧的鼻腔保持通畅。若分泌物结痂,使用冷开水或生理盐水将棉签浸湿,将结痂轻轻拭去,在鼻翼周围涂抹凡士林之类的油类使皮肤疼痛减轻。对于严重鼻塞者,睡前可使用麻黄碱溶液滴鼻,每天使用2~3次,每次使用1~2滴,能够使鼻腔黏膜血管收缩,使鼻腔通畅,因该药物有一定的依赖性及不良反应,不可过于频繁地使用。

(三)提高患者舒适度

(1)保持室内空气新鲜,保持室温18~22 ℃,湿度50%~60%,出汗后及时更换衣服。

(2)各项治疗护理操作尽量集中完成,动作轻柔,保证患者有足够的休息时间。

(3)指导卧床休息,采取舒适的体位,如半卧位或坐位,以减少机体耗氧量,促进心肺功能的恢复,减慢心率和减轻呼吸困难。以量力而行、循序渐进为原则,鼓励患者进行适量活动,以不引起疲劳、不加重症状为度。对于卧床患者,应协助和定时翻身、更换姿势,并保持舒适体位;依据患者的耐受能力指导患者在床上进行缓慢的肌肉松弛活动,鼓励患者进行呼吸功能锻炼,提高活动耐力。

(四)保证充足的营养和水分

(1)患病期间,患者食欲减退,摄入的食物较少,不利于身体的恢复,可根据患者的口味烹调食物,并采取少量多餐的原则。

(2)在食物的选择上要给予高热量、高蛋白、富含维生素、易消化食物,如新鲜水果、蔬菜及鱼虾蛋等优质蛋白质的摄入,避免油腻、刺激性、甜腻等食物,如辣椒、肥肉、蛋糕等。

(3)必要时可以给予流质和半流质饮食,鼓励多饮水。

(4)静脉给予营养补充,保证患者的营养支持。

(五)做好并发症的观察与护理

(1)密切观察患者精神状态及生命体征的变化,观察病情是否加重,预防高热惊厥、电解质紊乱及各种慢性并发症的发生。

(2)注意观察患者皮疹、口腔黏膜、神经系统症状,辨别咳嗽的性质,及早发现猩红热及麻疹等急性传染性疾病。

(3)出汗较多的患者会出现一定程度的皮肤瘙痒症状,需及时更换床单及衣物,保证干燥整洁,避免皮肤感染。

(4)对婴幼儿做好安全防护,指导患儿家属对其进行合理喂养并及时预防接种,修剪患儿指甲,以防止因抓破皮肤而导致感染。

七、健康指导

(一)指导定时

开窗通风,保持室内空气新鲜,阳光充足,根据天气及时增减衣物,避免受凉。

(二)避免诱因

帮助患者及其家属掌握上呼吸道感染的常见诱因,避免受凉、淋雨、过度疲劳,劳逸结合,注意保暖。

(三)增强体质

加强营养,合理膳食,养成良好的饮食习惯,戒烟戒酒,保持大便通畅。坚持适度有规律的户外运动,提高机体免疫力与耐寒能力。

(四)免疫调节药物和疫苗

(1)经常、反复发生本病者,以及老年免疫力低下的患者,可酌情应用免疫增强剂。目前除流感病毒外,尚没有针对其他病毒的疫苗。

(2)患感冒前口服中成药类抗病毒药如青叶合剂,也是预防上呼吸道感染的好方法。

(五)用药指导

(1)上呼吸道感染多为病毒感染,在给予抗病毒治疗的同时,常规给予中成药清热解毒治疗,如板蓝根冲剂、双黄连口服液等,勿滥用抗生素治疗。

(2)督促患者按时按量服药,使用开水送服,不宜用饭及饮料送服药物。

(3)应用药物过程中注意观察药物的功效及不良反应,发现问题及时通知护士和医生。

(六)指导预防交叉感染的措施

在高发季节,少去人群密集的公共场所,避免与感冒患者接触,避免脏手接触口、眼、鼻,上呼吸道感染患者必要时应戴口罩,防止交叉感染。患者咳嗽或打喷嚏时,避免对着他人,注意使用纸巾等物品,包裹痰液和喷嚏飞沫,并放置于预消毒垃圾袋内。患者使用的餐具、痰盂等用具应每天消毒,或用一次性器具。

第二节 急性气管支气管炎

一、病原体与流行病学

本病的病原体主要是病毒、细菌和非典型病原体。对在初级保健机构就诊的下呼吸道感染患者的病原学研究显示,细菌(主要是肺炎链球菌)占 26%,非典型病原体(主要是肺炎支原体)占 24%,病毒(以流感病毒最多)占 19%,其他研究则表明病毒所占比例明显较高,非典型病原体比例要低。非典型病原体感染的发生率可能会受局部地区小流行的影响,2016 年瑞典曾有研究报道,急性支气管炎有 25% 归因于衣原体感染。早年认为百日咳为儿童疾病,但 20 世纪 80 年代以来,本病在美国等国家的年长儿童和年轻人中增加,美国旧金山市的一项研究表明咳嗽≥2 周的 153 例成人中有 12% 证明为百日咳杆菌感染。呼吸道感染的常见病原菌如肺炎链球菌、流感嗜血杆菌、金黄色葡萄球菌和卡他莫拉菌亦常怀疑为本病的致病菌,但除了在新生儿、人工气道或免疫抑制患者,至今没有"细菌性支气管炎"的确切证据。半数以上的患者检测不出病原体。非感染性因素如烟尘和过敏原也在急性气管支气管炎的发病中起重要作用,但确切比例尚不清楚。

社区中具有急性下呼吸道症状的人群颇多,但就医者仅占 10%。在西欧近 10 年来初级保健机构中急性气管支气管炎的发病率从年 50/1000 下降至年 22/1000,可能原因是下呼吸道感染就医减少,以及医生对以咳嗽为主要症状的患者诊断为哮喘或 COPD 较过去增多。

二、发病机制与病理

病理主要为气管支气管黏膜充血、水肿、分泌物增加;黏膜下层水肿,淋巴细胞和中性粒细胞浸润。一般仅限于气管、总支气管和肺叶支气管黏膜,严重者可蔓延至细支气管和肺泡,引起微血管坏死和出血。损害严重者黏膜纤毛功能降低,纤毛上皮细胞损伤、脱落。炎症消退后,黏膜的结构和功能多能恢复正常。

近年来有人注意到急性支气管炎与气道高反应性之间的关系。在复发性急性支气管炎的患者中轻度支气管哮喘发作较正常人群为多。反之,急性支气管炎患者既往亦多有支气管哮喘史或特异质病史,支气管痉挛可能是急性支气管炎患者咳嗽迁延不愈的原因之一。

三、临床表现

起病往往先有上呼吸道感染的症状,如鼻塞、流涕、咽痛、声音嘶哑等。在成人,流感病毒、腺病毒和肺炎支原体感染可有发热、乏力、头痛、全身酸痛等全身症状,而鼻病毒、冠状病毒等引起的急性支气管炎常无这些表现。炎症累及支气管黏膜时,则出现咳嗽、咳痰。咳嗽是急性支气管炎的主要表现,开始为刺激性干咳,3～4天后鼻咽部症状减轻,咳嗽转为持续并成为突出症状,受惊、吸入冷空气、晨起晚睡或体力活动时咳嗽加剧。咳嗽为阵发性或持续性,剧咳时伴恶心、呕吐,以及胸、腹肌疼痛,咳嗽可持续2～3周,吸烟者则更长。半数患者有咳痰,痰呈黏液性,随病程发展可转为脓性痰,偶尔痰中带血。气管受累时,深呼吸及咳嗽时可有胸骨后疼痛。部分患者可出现支气管痉挛,表现为喘鸣、气急和程度不等的胸部紧缩感,长期随访此类患者可能演变为哮喘。有慢性阻塞性肺疾病及其他损害肺功能的基础疾病者可有发绀和呼吸困难。胸部体检,如黏液分泌物潴留于较大支气管时可闻及粗干性啰音,咳嗽后啰音消失。支气管痉挛时,可闻及哮鸣音。无并发症者不累及肺实质。胸部影像检查无异常或仅有肺纹理加深。

四、治疗

一般患者无须住院治疗。有慢性心肺基础疾病者,流感病毒引起的支气管炎导致严重通气不足时,需住院接受呼吸支持和氧疗。

对症治疗主要是止咳祛痰,剧烈干咳患者可适当应用镇咳剂。伴支气管痉挛时可用茶碱或β受体激动药。以全身不适及发热为主要症状者应卧床休息,注意保暖,多饮水,服用解热药。

急性气管支气管炎是抗生素治疗的滥觞,美国至少70%就诊的气管支气管炎患者接受了抗菌药物治疗,而通常认为该病主要的病因是病毒。但由于病因诊断的不确定性,是否应用抗菌药物成为临床难题,建议老年人、有心肺基础疾病者,特别是出现脓痰的患者,可以应用大环内酯类、β-内酰胺类或喹诺酮类口服抗菌药物。

五、常见护理问题

(一)睡眠形态紊乱

1.相关因素

咳嗽、咳痰频繁;环境刺激。

2.临床表现

患者主诉睡眠差;晨起精神萎靡,白天昏昏欲睡;咳嗽、咳痰。

3.护理措施

(1)观察患者日常的睡眠形态及扰乱睡眠的相关因素。

(2)提供有助于休息的睡眠环境,避免大声喧哗,保持周围环境的安静、舒适。

(3)注意保暖,避免受凉,避免尘埃和烟雾等刺激,以免诱发咳嗽。

(4)避免浓茶、咖啡等饮料。禁辛辣刺激性食物。

(5)指导患者促进睡眠或入睡的方式:采用睡前喝牛奶、热水泡脚、听音乐等方法。

(6)有计划地安排护理活动和治疗,尽量减少对患者睡眠的干扰。

(7)护士做到四轻:说话轻、走路轻、关门轻、操作轻。
(8)必要时按医嘱使用镇咳药、镇静催眠药,观察药物疗效及不良反应。

(二)清理呼吸道无效

1.相关因素

与痰液黏稠、咳嗽无力、咳嗽方式无效、年老体弱等有关。

2.临床表现

咳嗽、咳痰费力,不易咳出,喉部有痰鸣音;精神差,焦虑不安。

3.护理措施

(1)观察痰液颜色、性状、量、气味及患者咳嗽的频率、程度。
(2)改善环境,保持空气流通,温湿度适宜。
(3)给予高蛋白、高维生素饮食,多饮水,每日饮水量>1500 mL,以利痰液稀释。
(4)指导有效咳嗽。
(5)胸部叩击与胸壁震荡。
(6)湿化呼吸道:适用于痰液黏稠不易咳出者。使用压缩空气雾化或超声雾化、氧气驱动雾化吸入,指导患者正确的雾化吸入疗法。
(7)按医嘱留取新鲜痰标本进行培养和药敏试验,并根据药敏试验结果使用抗生素,观察药物疗效及不良反应。

(三)有感染的危险

1.相关因素

与痰液潴留、呼吸道防御系统受损有关。

2.临床表现

体温升高,高于37.5 ℃;白细胞数升高;咳嗽、咳痰加剧,痰液黏稠且有脓性分泌物,或痰呈黄色或黄绿色;呼吸困难。

3.护理措施

(1)保持病室空气新鲜,每日通风2次,每次15～30 min,并保持适宜的温度、湿度。
(2)鼓励患者有效地咳嗽,及时咳出痰液和呼吸道分泌物,避免痰液潴留。
(3)接触患者前后要洗手,减少感染因素。
(4)嘱患者进高热量、高蛋白、高维生素、易消化饮食,增强机体抗病能力,同时多饮水,促进毒物排泄。
(5)观察患者的体温变化和肺部感染表现。

六、健康教育

(1)坚持有规律的合适的身体锻炼,坚持冷水浴、冷水洗脸,提高机体预防疾病能力及对寒冷的适应能力,增强体质。坚持群众性的体育活动,如体操、气功。
(2)注意保暖,防止感冒,是预防急性气管支气管炎的有效措施。
(3)做好个人防护,避免受凉、淋雨、过度疲劳、吸烟等诱发因素和吸入过敏原,吸烟者戒烟。
(4)改善劳动环境卫生,防止空气污染。在感冒流行季节,尽量少去公共场所,防止交叉感染。

七、预防

冬季注意保暖,避免上呼吸道感染;戒烟。做好环保工作,治理空气污染。改善劳动卫生条件,生产车间要防止有害气体、酸雾和粉尘的外溢。

第三节 肺炎

一、定义

肺炎是指终末气道、肺泡和肺间质的炎症,可由多种病因引起,如感染、理化因素、免疫损伤等。

二、分类

(一)按病因分类

(1)细菌性肺炎:最常见,病原菌为肺炎链球菌、金黄色葡萄球菌等需氧革兰阳性球菌;肺炎克雷白杆菌、流感嗜血杆菌、铜绿假单胞菌等需氧革兰阴性杆菌;棒状杆菌、梭形杆菌等厌氧杆菌。

(2)非典型病原体所致肺炎:支原体、军团菌和衣原体等。

(3)病毒性肺炎:冠状病毒、腺病毒、呼吸道合胞病毒、流感病毒等。

(4)真菌性肺炎:白念珠菌、曲菌、放线菌等。

(5)其他病原体所致肺炎:立克次体、弓形虫、原虫、寄生虫等。

(6)理化因素所致肺炎:放射性损伤可引起放射性肺炎;胃酸吸入可引起化学性肺炎,吸入刺激性气体、液体等化学物质易引起化学性肺炎。

(二)按患病环境分类

(1)社区获得性肺炎:也称医院外获得性肺炎,是指在医院外罹患的感染性肺实质炎症,包括有明确潜伏期的病原体感染而在入院后平均潜伏期内发病的肺炎。

(2)医院获得性肺炎:简称医院内肺炎,指患者在入院时既不存在,也不处于潜伏期,而是在住院 48 h 后发生的感染,也包括出院后 48 h 内发生的肺炎,以呼吸机相关性肺炎最多见。

(三)按解剖分类

(1)大叶性肺炎:致病菌以肺炎链球菌最常见,又称肺泡性肺炎,主要表现为肺实质炎症,通常不累及支气管。

(2)小叶性肺炎:致病菌有肺炎链球菌、葡萄球菌、病毒等,又称支气管肺炎。

(3)间质性肺炎:是以肺间质为主的炎症,可由细菌、支原体、衣原体、病毒、肺孢子菌等引起,病变主要累及支气管壁及周围组织。

(4)毛细支气管炎及其他不常见的肺炎:如吸入性肺炎等。

(四)按病程分类

(1)急性肺炎(病程在 1 个月以内)。

(2)迁延性肺炎(病程在 1~3 个月)。

(3)慢性肺炎(病程在 3 个月以上)。

(五)按病情分类

(1)轻症肺炎。
(2)重症肺炎。

三、病因

常见的病原体为病毒和细菌。病毒以呼吸道合胞病毒最多见,其次是腺病毒、流感病毒等;细菌以肺炎链球菌多见。近年来,肺炎支原体、衣原体及流感嗜血杆菌肺炎日渐增多。病原体常由呼吸道入侵,少数由血行入肺。

四、资料收集与评估

(一)一般资料

入院2h内完成"内科护理评估单",了解既往史(有无上呼吸道感染史、慢性阻塞性肺疾病、糖尿病等慢性基础疾病)、用药史(是否长期使用激素、免疫抑制剂等)、发病诱因(与本病发生相关的因素,如有无着凉、淋雨、劳累等)。

(二)主诉资料及评估

(1)评估生命体征是否平稳,如是否有呼吸频率加快和节律异常、血压下降、体温升高或下降等;判断患者意识是否清楚,有无烦躁、嗜睡、惊厥和表情淡漠等意识障碍;观察患者有无急性病容和鼻翼翕动等表现。

(2)确定患者现存的主要症状,有无寒战、高热、胸痛等;患病后日常活动与休息、饮食、排便是否规律;是否有咳嗽、咳痰,痰量和性质。

(三)查体资料及评估

(1)皮肤和淋巴结有无面颊绯红、口唇发绀、皮肤黏膜出血、浅表淋巴结肿大。
(2)胸部:患者呼吸时有无三凹征;叩诊有无浊音;听诊可否闻及肺泡呼吸音减弱或消失、异常支气管呼吸音、胸膜摩擦音和干、湿啰音等。

(四)评估患者心理社会状况与认知程度

(1)评估患者的生活习惯,是否吸烟及吸烟量。
(2)患者是否有焦虑、恐惧、抵抗等情绪。
(3)评估患者及其家属对疾病知识的了解程度。

五、治疗要点

(一)抗感染治疗

肺炎抗感染治疗是最主要的环节,根据不同病原体选择合理药物治疗。

1.社区获得性肺炎(CAP)

对由肺炎链球菌引起的肺炎,应用内酰胺类药物疗效较好。对由流感杆菌导致的肺炎,选用含酶抑制剂的效果好。对由非典型致病菌引起的肺炎,大环内酯类有很好的疗效。因流感杆菌而引起的肺炎的疗效视耐药情况而定。对由典型和非典型致病菌导致的肺炎,多西环素类和喹诺酮类都有不错的疗效。

2.医院获得性肺炎

根据病情选择药物：低危耐药患者宜用喹诺酮类、头孢曲松、氨苄西林＋舒巴坦、碳青霉烯类。高危耐药患者则应用三联疗法，即从以下三类中各选一种配伍：

(1)内酰胺类，或碳青霉烯类，或哌拉西林钠他唑巴坦钠。

(2)喹诺酮类或氨基糖苷类。

(3)万古霉素或利奈唑胺。三联疗法配方是针对耐药的大肠杆菌、铜绿假单胞菌和金葡菌的感染。于早发、轻中症常选择第二、三代头孢菌素，β-内酰胺类；晚发、重症、具有多重耐药危险因素的患者应选择左氧氟沙星/环丙沙星联合：①抗假单胞菌β-内酰胺类头孢吡肟、头孢他啶；②广谱β-内酰胺类哌拉西林；③亚胺培南、美罗培南等。

3.肺炎链球菌肺炎

青霉素类，第二、三代头孢菌素，高水平耐药菌株感染选用莫西沙星或万古霉素。

4.流感嗜血杆菌肺炎

第二、三代头孢菌素，β-内酰胺类，氟喹诺酮类。

5.肺炎支原体肺炎

大环内酯类、四环素类或喹诺酮类有效，疗程为10～14天，β-内酰胺类无效。

6.肺炎衣原体肺炎

大环内酯类、四环素类或喹诺酮类，疗程为10～14天。

7.军团菌肺炎

新大环内酯类和喹诺酮类，重症患者加用利福平。

8.葡萄球菌肺炎

MSSA选择甲氧西林、苯唑西林、第一代头孢菌素；MRSA选用糖肽类抗生素，如万古霉素、替考拉宁。

9.肺炎克雷白杆菌肺炎

β-内酰胺类，重症联合氨基糖苷类或喹诺酮类。

10.铜绿假单胞菌肺炎

采用抗假单胞β-内酰胺类，如替卡西林、哌拉西林、头孢哌酮等，疗程2～3日。

11.病毒性肺炎

金刚烷胺、奥司他韦、阿昔洛韦、利巴韦林等。

12.真菌性肺炎

念珠菌属引起的真菌性肺炎宜选用氟康唑；也可用两性霉素B-氟胞嘧啶，两性霉素B含脂制剂。隐球菌属宜选氟康唑；也可选两性霉素B或两性霉素B含脂制剂＋氟胞嘧啶。曲霉菌属引起的肺炎宜选两性霉素B＋氟胞嘧啶；也可选伏立康唑、卡泊芬净。放线菌属引起的肺炎宜选用青霉素；也可用多西环素、头孢曲松、克林霉素、红霉素。诺卡菌属用药选复方磺胺甲恶唑，也可选米诺环素。组织胞浆菌宜选两性霉素B、伊曲康唑，也可选两性霉素B含脂制剂、氟康唑。人肺孢子菌导致的真菌性肺炎应选用复方磺胺甲恶唑，重症加用糖皮质激素。

(二)对症和支持治疗

包括祛痰、降温、吸氧、维持水电解质平衡、改善营养及加强机体免疫功能等治疗。

（三）预防并及时处理并发症

感染性休克、胸腔积液、肺脓肿、呼吸衰竭。

（四）烦躁不安、谵妄者

可给予地西泮等，禁用抑制呼吸的镇静药。

（五）隔离

家庭中发病注意隔离。

六、护理问题

(1)体温过高：与肺部感染有关。
(2)清理呼吸道无效：与分泌物多、痰液黏稠、咳嗽无力有关。
(3)潜在并发症：感染性休克。

七、护理措施

（一）体温过高的护理

1.病情观察

监测并记录患者的体温变化。

2.休息与环境

高热患者卧床休息，减少氧耗量，保持病室安静并维持适宜温湿度，室温18～22 ℃，湿度50%～60%。

3.饮食

提供足够热量、蛋白质和维生素的流质或半流质食物，宜清淡饮食，以增进患者食欲。

4.高热护理

采用温水擦拭、冰袋、冰帽等物理降温措施，以逐渐降温为宜，防止虚脱。患者大汗时，及时更换衣物；必要时遵医嘱给予退烧药或静脉补液；心脏病及老年人应注意补液速度，避免过快引起肺水肿。

5.口腔护理

做好口腔护理，鼓励患者经常漱口，口唇疱疹者局部涂抗病毒软膏，防止继发感染。

（二）保持呼吸道通畅

(1)指导痰多黏稠、难咳的患者多饮水，以达到湿化气道，稀释痰液的目的。

(2)指导深呼吸及有效咳嗽：咳痰患者尽可能取坐位，先进行深而慢的腹式呼吸5～6次，深吸气后至膈肌完全下降，屏气3～5 s，继而缩唇，缓慢经口将肺内气体呼出，再深吸一口气屏气3～5 s，身体前倾，从胸腔进行2～3次短促有力的咳嗽，咳嗽时同时收缩腹肌，或用手按压上腹部，帮助痰液咳出。

(3)气道湿化：注意氧流量、时间及温湿度，观察患者的反应及效果，交代注意事项。遵医嘱使用氧驱动雾化吸入，达到抗感染、解除支气管痉挛及稀释痰液的作用，雾化吸入后配合给予胸部叩击等物理疗法，促进痰液排出。

(4)协助排痰：胸部叩击、体位引流、应用震动排痰仪及机械吸痰。

(三)预防感染性休克

1.病情监测

(1)生命体征:有无心率加快、脉搏细速、血压下降、脉压变小、体温不升或高热、呼吸困难等,必要时心电监护。

(2)精神和意识状态:有无精神萎靡、表情淡漠、烦躁不安、神志模糊等。

(3)皮肤、黏膜:有无发绀、肢端湿冷。

(4)出入量:有无尿量减少,疑有休克应每小时监测尿量。

(5)辅助检查:有无血气分析等指标的改变。

2.感染性休克抢救配合

发现异常及时通知医生,并备好物品,积极配合抢救。

(1)体位:患者取仰卧中凹位,头胸部抬高约20°,下肢抬高30°,以利于呼吸和静脉血回流。

(2)吸氧:给予中高流量吸氧,维持$PaO_2>60$ mmHg,改善缺氧状况。

(3)补充血容量:快速建立两条静脉通路,遵医嘱补液,以维持有效血容量,降低血液黏滞度,防止弥漫性血管内凝血。随时监测患者生命体征、意识状态的变化,必要时留置导尿,以监测每小时尿量;补液速度应根据患者的年龄和基础疾病而定,尤其是心功能状态。

(4)用药护理:遵医嘱给予多巴胺、间羟胺等血管活性药物。根据血压调整滴速,维持收缩压在90~100 mmHg为宜,以保证重要器官的血液供应。输液过程中防止药物溢出血管引起局部组织坏死。有明显酸中毒时可应用5%碳酸氢钠静滴,其配伍禁忌较多,宜单独输入。联合使用广谱抗菌药物控制感染时,应注意药物疗效及不良反应。

(四)加强用药护理

(1)遵医嘱合理应用抗生素,密切观察药物疗效、不良反应。

(2)应用头孢唑林钠可出现发热、皮疹、胃肠道不适等反应;喹诺酮类药物偶见皮疹、恶心等不良反应,大部分经肾脏以原形的形式排泄,在体内代谢比较少,所以肾功能不全的患者应根据肌酐清除率减量或延长给药时间;氨基糖苷类抗生素有肾毒性、耳毒性,老年人及肾功能减退者应特别注意有无耳鸣、头晕、唇舌发麻等不良反应;大环内酯类静脉给药可能导致血栓性静脉炎,所以静滴时药物浓度不应超过1 mg/mL;哌拉西林静滴的速度不宜太快,静滴时间不宜少于30 min。同时注意哌拉西林与氨基糖苷类是配伍禁忌,联用时要分开给药。用药过程中密切观察,一旦出现不良反应,立即通知医生,并做相应处理。

(3)伏立康唑不宜用于静脉推注;首次给药时第1天均应给予首次负荷剂量,以使其血药浓度在给药第1天即接近于稳态浓度,一般0.4 g溶于500 mL液体中静脉滴注,每12 h用一次,连用2次,次日为0.2 g溶于250 mL液体中静脉滴注。本药禁止与其他任何药物同一静脉通路滴注。

(4)糖皮质激素已应用于多种重症肺炎,能有效改善临床症状,降低死亡率。有研究显示,使用激素治疗不能改善患者预后,且会因激素不良反应增加二重感染的风险,临床常见不良反应为高血糖、骨质疏松性骨折,并对机体代谢产生影响。

(五)对症护理措施

(1)剧烈胸痛者,可适当给予少量镇痛剂。

(2)有明显胃扩张等消化道反应者应暂禁食、禁饮。

(3)长期卧床患者注意经常翻身、拍背。

(4)药物根据属性合理使用,观察及预防不良反应的发生。

八、健康指导

(1)避免诱发因素,避免上呼吸道感染、淋雨受凉、过度疲劳、醉酒等因素。

(2)加强体育锻炼。

(3)增加营养:注意饮食及营养的合理搭配,宜进食清淡、富含营养、易消化的食物,同时要保证供应一定量的蛋白质,少量多餐,如可以吃些鱼、蛋、虾,餐后可以吃些水果,如苹果、梨,两餐之间可让患者饮水,以降低分泌物的黏稠度。

(4)接种疫苗:年老体弱、慢性疾病患者可接种流感疫苗、肺炎疫苗等。

第三章 手术室全期护理

手术是临床外科系统治疗疾病的一种重要手段,手术室围手术期护理工作包括从患者决定手术入院、接受手术,以及麻醉苏醒后直至患者出院的全过程。手术室的护理工作不仅仅局限在手术室内,它还延伸到手术前后的护理。在此期间,护士不仅为患者提供直接的护理,同时还需与患者及其家属保持良好的沟通,以便获得患者及其家属的理解与支持,为患者身体健康的恢复创造良好的环境。因此,围手术期护理在整个外科工作中占有十分重要的地位。

第一节 护理程序

手术对患者而言是一种独特经历及感受,围手术期护理根据手术前期、中期、后期的护理过程,满足接受手术的患者及其家属身体上、心理上、精神上的个性化需求,提供完整的、高品质的护理。围手术期护理是一个有系统、连续性步骤的计划过程,在控制成本效益及不影响护理质量的情况下,按照护理程序对患者进行健康照顾。护理程序是一种有系统、有依据的计划和提供护理的方法。它的目标是通过系统检查评估患者健康状况,确认患者需要,决定采取适当措施,达到满足患者健康需要,维护和促进健康的目的。

1.评估

评估是护理程序中解决患者问题的第一步。为了确认患者的健康需要,收集患者的健康有关信息十分必要。用系统综合的方法收集、确认和交流资料的行为就是评估。围手术期护士与患者和家属进行交谈,依据病历资料收集与患者健康有关的病史、实验室检查,其目的在于评估患者的需要。

2.诊断

诊断是一个信息分析和综合的过程。护理诊断是针对个体、家庭、社区对实际存在和潜在健康问题反应的临床判断过程。护理诊断以评估阶段收集的资料为基础,为选择护理措施,达到预期结果提供了依据。多数护理团体都认可由北美护理诊断协会(NANDA)所制定的护理诊断。其每个诊断都包含了诊断意义、定义性特征与相关/危险因素。

3.计划

计划是对未来工作做出的具体安排。护理计划描述了以恢复患者健康为目的的护理措施和安排。计划必须记录下来,它包括以下步骤:确认健康问题的急缓;确立目标和结果标准;安排具体操作措施和进程。围手术期计划具体落实为由何人、何时、何地进行何种护理。

4.实施

实施就是将计划或步骤付诸实践的过程,根据护理计划来实施个性化、系列性、连续性的护理活动。实施一方面执行计划中的各项措施,另一方面,护士还需要对患者健康状况的变化做出及时的行为反应,这些行为在计划中可能没有,属于突发或应急行为。

5.评价

评价是判断和检查,它是一个有计划、动态发展的过程。根据护理效果来衡量护理措施是否有效,必要时给予修正。评价在整个护理过程中是一直持续的,评价包括以下步骤:确立评价的标准和指标,设计评价问题,收集护理实施资料,分析资料并将其与标准相对比,总结并下结论,在评价结论的基础上采取适当行为。

第二节 术前访视

手术能治愈疾病,但也能产生并发症、后遗症等不良后果。希望手术获得成功,既需要满意的麻醉与优良的手术操作,也要有完善的围手术期处理。否则,很可能出现手术成功而治疗失败的结局。不同的手术及同种手术不同的患者,围手术期的处理不尽相同,因此,严格地讲,各种手术、各个患者,都各有其围手术期处理的具体内容。

一、术前患者的评估

手术患者非常需要有一位了解、参与手术全过程,熟悉并信任的护士守候在身旁,并获得关心和照顾。因此,巡回护士术前访视手术患者十分重要。手术前一天,手术室护士到病房访视患者,阅读病历,通过与患者及其家属的沟通交流和对患者的观察,了解患者的一般情况、精神情感、感觉状况、运动神经状况、排泄情况、呼吸、循环、体温、皮肤、水电解质平衡状况等。

(一)患者身体的准备

1.皮肤准备

择期手术前,如果存在伤口部位以外的感染,应尽可能等待此感染治愈后再择期手术。手术前一天晚上,要求患者沐浴或浸浴,并更换患者衣裤。若手术区在腹部,应使用酒精清洁脐部。如皮肤上有油脂或胶布残迹,可使用松节油或乙醚拭去。术前不要去除毛发,除非毛发在切口上或周围干扰手术。手术切口在会阴部、腋部,其毛发不宜在术前剃除,应在手术当天去除,毛发的剃除最好用电动发剪。

2.其他术前准备

尽可能缩短术前住院时间,但须允许对患者进行足够的术前准备,指导患者在择期手术至少30天前戒烟。择期结肠直肠手术,术前两天用泻药和灌肠剂进行机械性肠道准备。在手术前每天分次口服非吸收性口服抗生素。充分控制所有糖尿病患者的血糖水平,尤其避免术前高糖血症。择期手术患者应尽可能通过一周以上的肠外或肠内营养支持,纠正营养不良。

(二)患者及其家属心理方面的准备

任何手术对患者来讲都是较强的一种紧张刺激,患者意识到了这种紧张刺激,就会通过交感神经系统的作用,使肾上腺素和去甲肾上腺素的分泌增加,引起血压升高、心率加快,有的患者临上手术台时还可出现四肢发凉、发抖、意识狭窄,对手术环境和器械等异常敏感,甚至出现病理心理活动。术前指导和心理护理的目的是减轻患者对手术的焦虑情绪,使者在身心俱佳的状态下接受手术。

1.建立良好的护患关系

缓解患者及其亲属焦虑的最好办法是建立良好的医患关系,使患者在正视自己疾病的基础上树立起战胜疾病的信心。护理人员应该尊重患者,理解患者,表现出对患者患病的同情和关心。通过亲切和蔼的态度、有礼貌的言谈和举止等情感表达,让患者及其亲属充分感受到自己被尊重,从而对医护人员产生信任感。护士在护理实践中,要注意运用规范的语言、标准的肢体语言、恰当的装束举止主动与患者沟通,而且要善于沟通。护理人员的一举一动,甚至一个细微的表情,都应注意沟通的技巧和艺术。在护患关系中"言语沟通是信息交流的重要形式"。应学会根据不同对象通过言语来有效表达自己的护理理念,使患者不仅能听懂,更要达到使其心悦诚服地配合并接受护理要求的目的。要善于使用美好语言,在语言沟通过程中配合相应围手术期的整体护理。

2.了解病情和手术治疗计划

在已知和未知之间,未知更能使人产生焦虑和担忧。同样,对患者来说,无论患了什么病,最易引起焦虑的还是对病情的不了解和猜疑。因此,医护人员应该有计划地向患者做好解释工作,应向患者及其亲属交代手术前后的注意事项,手术前如何消除紧张情绪,手术后如何促进功能恢复等,使患者了解什么是正常情况,什么是异常情况,在心理上有充分的准备。对一些不便对患者交代的病情及手术的危险性,应该详细地向患者亲属或患者单位领导说明,取得其亲属和单位的理解,使之对术中、术后可能遇到的困难,可能发生的并发症等,事先有充分的认识。一般来说,除急诊抢救手术外,其他手术均应在患者及其亲属同意的情况下才能进行。如果患者及其亲属对手术有顾虑,不愿手术,则应进一步耐心、详细解释手术的必要性和非手术的危险性,切不可勉强手术。谈话应注意适度,并鼓励患者提出问题,不但要了解患者有无焦虑,而且要了解焦虑的具体内容,有的放矢地进行解释和安慰。对焦虑比较明显的患者,术前几天应给予适当的镇静药,以保证术前有足够的睡眠。对病情很重、感情脆弱、既往有抑郁心理的患者,交代病情需要慎重,尽量避免直率,同时应加强关心和劝慰工作。访视过程中,对患者提出的一些特殊问题,如癌肿能否根治,是否会复发,这次手术保证成功吗,等等,应尽量注意保持与手术医师说法一致,避免详尽解释手术过程或步骤,做好保护性医疗措施,必要时请主管医师解释。

几乎所有的患者及其亲属在手术前,尤其是大手术前都会出现明显的心理变化。护理人员术前全面了解、及时纠正这些异常的心理变化,有助于缓解患者及其亲属因疾病、手术引起的焦虑不安和担心恐惧,增强患者战胜疾病的信心,使之能更好地配合检查和治疗,也有助于减少各种手术后心理并发症,以及因术前心理准备不充分或不妥当而引起的各种不必要的医疗纠纷。因此,妥善的围手术期心理准备和心理治疗已成为外科治疗的一个重要环节。

二、术前宣教

1.术前健康教育

健康教育是通过信息传播和行为干预,帮助患者掌握相关手术知识,树立治疗疾病的信心,自愿采纳有利于健康的行为和生活方式的教育活动与过程。术前健康教育的内容包括:向患者介绍手术室的环境设备,请患者配合护士;介绍进入手术室的时间、麻醉配合注意事项、手术开始的大约时间;讲解镇痛与麻醉、与术后肠蠕动恢复的相互关系;向患者介绍进入手术室前的要求(如术前禁食、禁水时间,去掉首饰、假牙;勿将现金、手表等贵重物品带入手术室;穿医院配备的患者衣裤);介绍手术及麻醉的体位及术中束缚要求;术中输液的部位;讲解术中留置各种引流管道,如引流管、胃管、尿管、气管插管等对康复的影响;训练胸、腹式呼吸,咳嗽,翻身,以及卧床大小便等;指导患者术中出现特殊情况的自我护理(如恶心、呕吐时做深呼吸等);必要时,可介绍患相似疾病而治疗获得成功者与之相识,用榜样的力量鼓励患者树立战胜疾病的信心。

2.宣教方法

宣传方式多种多样,可以以办学习班的形式,采用录像资料、幻灯片等易懂明了的方式为患者及其家属进行讲授;或针对手术前、术中、术后等各种问题编写成内容清楚、系统的图文并茂的宣传小册子发给宣教对象;或在病房走廊两侧设置卫生宣传墙、科普宣传栏进行手术前、术中、术后等各种各类手术的知识讲座。

第三节 手术护理

手术患者进入手术室期间,手术室护士应热情接待患者,按手术安排表仔细核实患者情况,确保患者的手术部位准确无误。在手术间的空调环境中,应注意手术患者的保温护理,防止患者在手术过程中受凉感冒,影响术后康复。在手术中的输液、输血是手术室常用的治疗手段,掌握有关输液、输血的理论知识和操作技能,是配合手术的保证。围手术期患者的途中转运、手术台上的安全保护等均是手术室护士应重视的方面。

一、患者的接送

手术当日手术室负责接送的人员,应将手术患者由病区接到手术室接受手术。为防止弄错手术病人,以及防止患者的照片、药物、其他物品遗失,手术患者的交接应使用"手术患者接送卡",在手术患者按程序离开或返回病房、进入手术室等候区、进入手术间、手术前等不同时间、地点有交接工作时,交接双方的工作人员均应按照"手术患者接送卡"的内容,共同核对患者姓名、病区、性别、手术部位、手术名称、病历和住院号及患者所带物品等。

二、患者的核对

对手术患者的核对是正确识别患者,保证患者安全,尊重生命的重要手段。所有相关人员都应该通过合适的流程,以及扮演积极的角色来保证外科手术的患者手术治疗的正常进行。其方法为:

1.核查腕带标记

所有的手术患者必须配有身份识别的腕带标记,并在送入手术室前确认是系在手腕上。患者腕带上应提供患者的个人资料,包括姓名、身份证号、住院号、病区、电话号码、住址等,如果由于某种原因要摘除该腕带标记,则负责摘除的人员必须保证采用其他替代方式,以确保患者仍能被识别。

2.以主动沟通方式确认患者

医护人员首先自我介绍,主动告知患者自己的身份和称呼,与患者建立良好的护患关系。如"您好,我是您的手术护士,叫某某"。并以询问的方式,核对患者的资料,如"您好,请问您贵姓?",由患者主动告知姓名。对意识清楚的患者,可由患者自行叙述其姓名,手术室护士根据其叙述的情况与腕带标记资料判断是否符合。

3.通过家属或陪伴者确认患者

对虚弱/重病/智力不足/意识不清的患者,可由家属/陪伴者叙述其姓名,护士确认其叙述情况与腕带标记资料是否符合,以便确认患者的正确性。确认患者个人资料,包括姓名、身份证号、住院号、电话号码、住址等,以上内容具备两种即可。

4.护理指导

(1)告知患者或家属,佩戴的腕带标记请勿任意移除,以利于患者身份的识别。

(2)告知患者或家属,如因接受医疗和护理操作时患者必须暂时取下腕带标记,应在操作后及时戴上。

(3)告知患者或家属,在接受医疗护理操作前,医护人员称呼全名及称谓正确时,务必回答。

(4)告知患者或家属,凡医护人员对患者未确认身份或确认不正确时,务必及时予以澄清。

5.患者识别的"三确""六核"规则

规则中"三确"即正确的患者、正确的手术部位、正确的手术方式。"三确"规则的执行应从接患者开始,接患者时应查对患者的姓名、性别、床号、住院号、诊断、手术名称、手术部位(上、下、左、右)、手术区域及备皮情况等,直到确实正确地识别患者后,方可将患者移置推车上。患者进入手术室后,巡回护士应再次确认患者。手术部位的标记应在手术前,由主刀医生与患者共同确认后,在手术部位明确标记。"六核"规则的执行时间分别是:在患者入院登记时;患者到病房报到后佩戴上腕带,护士正确书写患者资料于床头卡上时;手术室接手术患者时;手术患者至手术室等候区时;手术间负责巡回的护士接患者入手术间时;手术即将开始时。"六核"涉及患者在接受手术前操作的种种环节,手术室护士应重点核查落实在接手术患者开始到患者进入手术间这段时间的四次核查。"Timeout"本意是指对不听话的孩子进行行为规范的一种方法。目前在美国医院借用该词作为减少手术和其他手续过程中的错误的一种新的策略,"Timeout"可以发生在手术室,也可以是放射室,表示在进行一个大的步骤前暂作停顿的时间,以便再次核查患者姓名、手术名称和正确的手术部位、手术方式,由巡回护士在手术记录单上记录患者的正确信息,并由所有确认人员签名。"Timeout"最明确的目的是减少医疗事故,同时给所有参与的医护人员一个表达自己意见的机会,以增强团队协作意识。

三、患者的保温护理

患者在手术过程中易发生低体温,这一现象容易被医务人员所忽视,有研究显示大约50%的手术患者中心体温低于36 ℃,33.3%的患者中心体温<35 ℃,而人体体温调节系统通常将中心体温调节恒定在37 ℃。全麻手术超过3 h,一般手术超过2 h,容易出现术中低体温。术中低体温对患者造成的危害是十分严重的,针对造成术中低体温的原因进行有效预防是围手术期护理的一个重要内容。

(一)手术患者术中低体温的危害

1.增加伤口感染率

轻度的体温降低也可直接损害机体免疫功能,尤其是抑制中性粒细胞的氧化杀伤作用,并减少多核白细胞向感染部位的移动。此外,低温可减少皮肤血流和氧供,并抑制组织对氧的摄取。研究发现,围手术期低温还与蛋白质消耗和骨胶质合成减少有相关性。以上因素的共同作用导致围术期低温患者伤口感染率增加。有报道表明,择期结肠切除手术中出现低温的患者伤口感染率可以增加两倍,并且住院时间延长约20%。

2.影响凝血功能

体温降低可使循环血流速度减慢,血中血小板数减少,降低血小板功能,降低凝血因子的活性,血细胞聚集度升高,并且具有激活血纤维蛋白溶解系统的作用。出血时间与皮肤温度成反比,严重低温可导致弥散性血管内凝血发生。

3.影响机体代谢

体温每升高10 ℃,机体代谢率增加一倍,每下降10 ℃,代谢率下降一半。适度体温降低可以降低细胞氧耗,提高机体对低氧的耐受能力,因而对机体有保护作用。心脏手术时将中心体温降到28 ℃,以保护心肌和中枢神经系统,在主动脉弓手术时常需将中心温度降至20 ℃以下,目的是保护大脑。另一方面,低温又导致静脉淤滞和局部组织氧供减少,进一步引起深静脉血栓形成;低温使药物在肝脏的代谢速度减慢,吗啡的作用可延长20倍。

4.增加心血管并发症

低温下肺血管对低氧的反应性降低,通气/血流比(V/Q)比例失调而导致低氧加重。研究发现术中低温的患者术后心肌缺血的发生率是术中体温正常者的3倍。同时,研究表明,低温可引起低钾,而且一定范围内体温的降低与血清钾的降低成正比。低钾是导致室速、室颤等心律失常的重要原因,严重时还可能引起心衰。低温还可降低心肌对儿茶酚胺的反应性。其次,低温引起的寒战也显著增加了围手术期氧耗和二氧化碳的生成,寒冷引起心脏传导阻滞的加剧和心肌收缩力的降低会因吸入麻醉剂而加重。麻醉恢复期间,寒战患者为产生更多的热量会增加氧耗,身体的反应为心输出量增加、心动过速、高血压和心肌局部缺血。当中心温度低于正常的37 ℃时,室速和心脏异常的发生率将增加2倍。

5.延缓术后恢复

体温降低使多种药物的代谢速度减慢,使麻醉苏醒延迟;寒战、不适感增加40%;肾上腺功能显著增强;使中枢神经系统变迟钝,影响机体识别和运动功能;增加组织吸收;减少机体的代谢及麻醉药物的排泄,从而延长了麻醉药物的作用时间。包括肌松剂异丙酚,如体温下降2 ℃,可使维库澳铵的作用时间增加1倍多。而药物代谢的减慢显著延长了麻醉恢复时间和术后恢复室的停留时间。

6.低体温可延长住院时间

低温会通过各种因素,导致患者在ICU和病房的住院时间延长。上述几种因素导致的后续治疗受影响,直接造成术后恢复时间延长。其原因是低温使中枢神经系统变迟钝,影响了机体识别和运动功能;低温还会增加组织对麻醉药物的吸收、减少机体对麻醉药物的代谢及排泄,从而延长麻醉药物的作用时间。其他研究表明,低温患者死亡率高于体温正常患者,尤其是严重创伤患者。近来的研究表明,体温下降2~3 ℃可明显增加创伤患者死亡的可能性。中心温度降至32 ℃的患者死亡的危险性很高。

(二)术中低体温发生的原因

导致患者术中低体温的原因包括以下方面。

1.手术室低温环境

手术室环境的温度通常控制在22~24 ℃。有研究显示室温32 ℃时体温38 ℃,室温<21 ℃则体温<36 ℃;小儿更为明显,保持适当的室内温度有助于维持患者体温。如外科医师要求较低的室温以求舒适,易造成室温过低,使患者体温下降。

2.麻醉剂的应用

麻醉剂有扩张血管、抑制体温调节的作用,从而导致体温下降。围手术期使用的所有麻醉剂均影响体温调节。另外,麻醉时采用机械通气吸入干冷气体等,也会引起体温下降。

3.皮肤保暖作用的散失

皮肤具有调节体温的功能,完整的皮肤具有天然的屏障作用。皮肤是体内热量散失的主要部位,手术过程中皮肤消毒时,裸露皮肤面积较大、碘酒酒精涂擦患者皮肤上的挥发作用、使用低温或未加温液体冲洗体腔或手术切口、大手术体腔(如胸腹腔)长时间开放暴露等因素,引起外周血管收缩反应、热量丢失,体核温度可下降至33~35℃。这是手术导致体内热量散失的重要原因。

4.输液和输血

手术过程中患者由静脉输入大量与手术间等温的液体和血液,则对患者机体中体液造成"冷稀释"作用,从而导致患者体温下降。

(三)预防术中低体温的综合保温措施

体温是人体的主要生命体征之一,正常体温的维持对于维持人体各项功能至关重要。在围手术期为预防低体温的发生常采用主动保温措施,应用的方法包括以下几点。

1.监测体温

在手术过程中注意监测体温,维持体温在36℃以上。

2.调节室温

随时注意调节室温,维持室温在22~24℃,不能过低。

3.保暖

可采用暖水袋、电热毯、压力气体加温盖被等对手术床、推床加温,或盖被覆盖、穿脚套等措施对患者保暖,确保患者围手术期温暖、舒适。其中压力气体加温盖被是目前较新的一种方法,它具有使用方便、安全、有效等特点,可对体温下降的危害起到预防作用。

4.输注液加温

使用恒温加热器、温箱或血液制品加温器等加温设备,对输入体内的液体和血液制品加温至37℃,可以预防低体温的发生,并防止体温下降。液体加温输入的方法可以使用压力气体加温器、保湿加温过滤器等。已存在休克和低温的手术患者,可采用加温器加压快速输注37℃的液体,以尽快恢复有效循环血容量,避免因低血容量休克而死亡。研究表明,液体或血液制品加温至36~37℃是安全、舒适的,且对药液成分无影响。但注意部分药物如青霉素、维生素、代血浆等不能加温。

5.冲洗液加温

在进行术中体腔冲洗时,应注意使用温箱将冲洗液加温至37℃左右,可避免体内过多热量散失,防止术中体温下降。

四、术中输血输液

手术中的输液、输血是保持充足的血容量,保持水、电解质在体内相对稳定(包括水在细胞内外的容量、各种电解质的浓度、总渗透压及酸碱度)。输血和输液是临床常用的治疗手段,是护士的一项基础的护理操作技术。

(一)输液

1.静脉输液原理

静脉输液是利用液体静压原理与大气压的作用使液体下滴。同时当液体瓶具有一定高度,针尖部的压强大于静脉压时,液体即输入人体的静脉内。因此,无菌药液自输液瓶经输液管通过针尖输入静脉内应具备的条件是:

(1)液体瓶必须有一定的高度(具有一定的水柱压)。

(2)液体上方必须与大气压相通(除液体软包装袋外),使液体受大气压的作用,当大气压大于静脉压时,液体向压力低的方向流动。

(3)输液管道通畅,不得折叠、扭曲、受压,针头不得堵塞,保证针头在静脉内。

2.常用液体的种类及作用

(1)晶体溶液:晶体溶液分子小,在血管内存留时间短,对维持细胞内外水分的相对平衡起着重要的作用,有纠正体内电解质失调的显著效果。手术室常用的晶体液体有:①生理盐水(0.9%氯化钠),常用复方氯化钠补充电解质;②5%~10%葡萄糖溶液,提供水分和热量;③5%碳酸氢钠和11.2%乳酸钠,可以调节酸碱平衡;④20%甘露醇,有脱水利尿的作用。

(2)胶体溶液:胶体溶液分子量大,在血管中存留时间长,对维持血浆胶体渗透压,增加血容量及升高血压有显著效果。手术室常见的胶体有:①低分子右旋糖酐,平均分子量2万~3万,可改善微循环和组织灌注量,同时还能覆盖红细胞、血小板及血管内膜,增加静脉回心血量和心输出量,降低血液黏滞度;②中分子右旋糖酐,平均分子量7万~8万,输入体内后能提高血浆胶体渗透压和扩充血容量;③佳乐施(含4%琥珀酰明胶的代血浆),输入人体能增加血浆容量,使静脉回流量、心输出量、动脉血压和外周灌注增加,其产生的渗透性利尿作用有助于维持休克患者的肾功能;④白蛋白,为正常人血清,可补充蛋白质。

3.输液点滴速度与输液时间计算方法

(1)已知每分钟滴数,计算输完总液量所需用的时间:

输液时间(min)=液体总量(mL)×15/每分钟滴数(滴)

(2)已知总量与计划需用的时间,计算每分钟调节的滴数:

每分钟滴数(滴)=液体总量(mL)×15/输液时间(min)

4.输液过程中的观察

(1)应严格无菌技术操作,严格执行"三查七对"制度,避免给患者造成不应有的伤害。

(2)输液过程中,注意观察液体滴注是否通畅,各连接部位是否有渗漏现象,输液管道是否有扭曲、折叠、受压。

(3)检查进针部位有无渗漏,有无皮下肿胀。

(4)输液过程中,注意观察患者的全身反应,有无发热、寒战的症状出现。

5.常见的输液反应及防治

(1)发热反应:表现为发冷、寒战、发热,轻者发热常在38℃左右,于停止输液数小时内体温可恢复正常。严重者初起寒战,继之高热可达41℃,并伴有头痛、恶心、呕吐等症状。

防治措施:①溶液和输液器必须做好去热源的处理;②严重反应者应立即停止输液,对输液管路和溶液进行检测;③对发热者给予物理降温,观察生命体征,必要时按医嘱给予抗过敏药物或激素治疗;④反应轻者可更换溶液和输液管路后,减慢输液速度继续输液。

(2)急性肺水肿:由输液速度过快,短时间内输入过多液体,使循环血容量急剧增加,心脏负担过重造成,表现为胸闷、气促、咳嗽、咳粉红色泡沫痰,严重时稀释的痰液可由口、鼻涌出,听诊肺部出现大量湿性啰音。

防治措施:①输液的速度不宜过快,尤其是老年人、儿童和心脏病患者;②出现症状,立即停止输液,协助麻醉医生进行紧急处理,按医嘱给予强心利尿的药物;③给患者高浓度吸氧,最好使用经过50%左右的乙醇湿化后的氧气;④在病情允许的情况下进行端坐,必要时,进行四肢轮扎,减少静脉回心血量。

(3)静脉炎:输注浓度较高、刺激性较强的药液或静脉内放置刺激性大的塑料管时间太长,而引起的化学性或机械性的局部炎症;也可因在输液过程中,无菌操作不严格而引起局部静脉的感染。表现为沿静脉走向出现条索状红线,局部组织发红、肿胀、灼热、疼痛,有时伴以畏寒、发热等全身症状。

防治措施:①严格执行无菌技术操作,对血管有刺激性的药物如肾上腺素、氢化可的松等稀释后使用,并防止药物渗出血管外;②停止在此部位的静脉输液并将患肢抬高制动;③局部热敷,用50%硫酸镁溶液进行湿热敷,每日两次,每次20 min;④超短波理疗,每日一次,每次15~20 min。

(4)空气栓塞:由于输液管道中气体进入静脉而导致严重症状,患者有突发性胸闷、胸骨后疼痛、眩晕、血压低,随即呼吸困难、严重发绀,患者述有濒死感。

防治措施:①输液前护士首先检查输液管路的密闭性,穿刺前将空气排尽;②如需加压输液,必须严密观察,防止空气输入;③出现空气栓塞症状后,立即将患者置于左侧卧位,该体位有利于气体浮向右心室尖部,避免阻塞肺动脉入口,气体可随心脏舒缩使空气形成泡沫,分次小量进入肺动脉。

(二)输血

输血是将全血或某些成分血通过静脉或动脉输入体内的方法。输血是手术室常用的操作技术。

1.常用血液制品的种类及特点

(1)全血:①新鲜血,其保存血液中原有成分,可补充各种凝血因子及血小板;②库存血,虽含有血液的各种成分,但随着保存时间的延长,血液中某些成分损失也增多,因此血液酸性增高、钾离子浓度上升。

(2)血浆:血浆是血液中的液体部分,主要为血浆蛋白。保存时间长,可发挥与全血相似的作用。

(3)成分血:根据血液内各成分的比重不同,将其加以分离提纯。成分血的优点是一血多用,节约血源,且不良反应少。成分血分为两类:①有形成分,包括红细胞类(压积红细胞、冰冻红细胞、洗涤红细胞、少白细胞红细胞);白细胞类(干扰素、白细胞浓缩液、转移因子);血小板类(冷冻血小板、血小板浓缩液、富血小板血浆);②血浆成分,包括新鲜液体血浆、冷冻血浆、干燥血浆、白蛋白制剂等。

2.输血的注意事项

(1)根据输血医嘱,凭提血单取血:护士应与血库人员共同严格认真核对患者的住院号、姓名、性别、病室、床号、血型、血液种类、血袋号、交叉配血试验结果、血量、采血日期及保存的外观等。

(2)仔细检查血液的质量:正常库存血分为两层,上层为血浆,呈淡黄色,半透明;下层为红细胞,呈均匀暗红色。两者界限清楚,无血凝块。若发现血浆变红或浑浊,有泡沫或两者分界不清等,说明血液可能有变质,不能输入。

(3)检查血袋外包装:血袋外包装出现封口不严、破裂、标签模糊不清或脱落,也不可应用。如有可疑,及时联系血库专职人员。

(4)血制品的保管:血制品从血库进入手术室必须放入指定的低温运输箱内由专人运输。保存时应根据不同血制品的保存要求进行相应保存。

(5)实行两人核对原则:血制品送到手术间后,实行两人共同核对的原则,严格按照查对项目、质量要求、包装要求认真进行核对。

(6)取回的血应尽快输用,不得自行贮血:输前将血袋内的成分轻轻混匀,避免剧烈震荡。不得向血液制品中添加任何药品。在正常情况下,除了0.9%氯化钠溶液,不得向血液制品和输血系统中添加任何其他溶液或药物,如需稀释只能用静脉注射生理盐水。

(7)输血过程中应先慢后快,再根据病情和年龄调整输注速度,并严密观察受血者有无输血不良反应,如出现异常情况应及时处理:①减慢或停止输血,用静脉注射生理盐水维持静脉通路;②立即通知值班医师和输血科(血库)值班人员,及时检查、治疗和抢救,并查找原因,做好记录。

(8)输血过程中应该对患者动态监测温度、脉搏和血压:至少要保证在每次输血开始前15分钟、开始后15分钟及输血完毕几个时间段进行监测和记录。输血过程中产生不良反应时应及时报告处理及与血库联系,同时做好记录。

(9)疑为溶血性或细菌污染性输血反应,应立即停止输血,用静脉注射生理盐水维护静脉通路,及时报告上级医师,在积极治疗抢救的同时,做以下核对检查:①核对用血申请单、血袋标签、交叉配血试验记录;②核对受血者及供血者ABO血型、Rh(D)血型,用保存于冰箱中的受血者与供血者血样、新采集的受血者血样、血袋中血样,重测ABO血型、Rh(D)血型、不规则抗体筛选及交叉配血试验;③立即抽取受血者血液加肝素抗凝剂,分离血浆,观察血浆颜色,测定血浆游离血红蛋白含量;④立即抽取受血者血液,检测血清胆红素含量、血浆游离血红蛋白含量、血浆结合珠蛋白测定、直接抗人球蛋白试验,并检测相关抗体效价,如发现特殊抗体,应做进一步鉴定;如怀疑细菌污染性输血反应,抽取血袋中血液做细菌学检验;尽早检测血常规、尿常规及尿血红蛋白;必要时,溶血反应发生后5~7h测血清胆红素含量。

(10)患者如连续输入多袋血,应在两袋血之间给予间隔,即输完一袋血后,采用0.9%氯化钠输入,待管道内的余血冲尽后,再开始输下一袋血。

(11)有输血反应或输血事故的情况发生时,应该对该情况的过程进行全面的记录,记录包括发作的日期和时间、临床表现、采取的处理措施、效果等,并上报相关部门备案。

3.常见的输血反应及防治

(1)发热反应:血液、储器、输血器或输血操作过程被致热原污染,或多次输血后,在受血者血液中产生了血细胞凝集素和血小板凝集素,当再次输血时,对输入的白细胞和血小板发生作用,产生凝集。并在单核-巨细胞系统被破坏(主要在脾脏),即可引起发热反应。患者在输血过程中或输血后1~2h内,表现发冷、发热、寒战,体温突然升高至38~41℃,并伴有头痛、恶心、呕吐等症状。

防治措施:严格按无菌技术进行输血操作,并尽量使用一次性输血器和储器。出现症状,立即停止输血,将输血器和储血瓶及剩余的血液一同送往化验室进行检验。对症处理:寒战者给予保暖处理,高热者给予降温处理。按医嘱给予抗过敏药物:异丙嗪、肾上腺皮质激素等。

(2)变态反应:大多数患者的变态反应发生在输血后期或即将结束时。表现轻重不一,轻者出现皮肤瘙痒、荨麻疹、轻度血管性水肿(表现为眼睑、口唇水肿);重者喉头水肿,出现呼吸困难,两肺可闻及哮鸣音,甚至发生过敏性休克。

防治措施:预防措施为采血时勿选用有过敏史的献血者,献血者在采血前4 h不宜吃高蛋白和高脂肪的食物。宜食少量清淡食物或糖水。出现变态反应,轻者减慢输血速度,密切观察。根据医嘱给予抗过敏药物如氯丙嗪、肾上腺皮质激素等。重者立即停止输血,并给予对症治疗:呼吸困难者,给予氧气吸入;喉头水肿严重时,配合气管插管或气管切开;过敏性休克者,给予抗休克治疗。

(3)溶血反应:一般发生在输血10~15 mL后,患者可主诉头胀痛、四肢麻木、腰背部剧烈疼痛和胸闷。继续发展出现黄疸和血红蛋白尿,同时伴有寒战、高热、呼吸急促和血压下降等症状。后期出现少尿、无尿等急性肾功能衰竭症状,可导致迅速死亡。此外,溶血反应还可伴有出血倾向。

防治措施:认真做好血型鉴定和交叉配血试验,严格执行查对制度和血液保存规定。出现症状,立即停止输血,并保留余血,做进一步原因分析。保持静脉输液通畅,以备抢救时静脉给药。按医嘱给予碳酸氢钠、碱化尿液,防止或减少血红蛋白结晶阻塞肾小管。密切观察生命体征和尿量,并记录。对少尿、无尿者,按急性肾功能衰竭护理。

五、患者的保护

进入手术室的患者不是以单纯的疾病代称"甲状腺"或"冠状动脉搭桥",他们是需要做手术的人。离开那些术后将照顾他们的亲人,来到手术室,他们将单独面对一次令人迷茫和可怕的经历。因此,患者来到手术室需要得到手术室护士的真切关心和照顾。其保护措施包括以下几点。

(一)患者的途中转运措施

(1)各种车、推床应有安全带或护栏,患者由病区到手术室时,每个患者在转运途中始终需要有人一直照顾他,要固定好患者安全带和围栏,防止患者摔伤。绝不能让患者独自躺在推床上。

(2)到病房接送患者时严格遵守患者的查对制度。

(3)在接送患者过程中,确保患者温暖、舒适、不被伤害。

(4)必要时,危重手术患者应由麻醉及手术医生陪同接送,防止患者在途中出现病情变化。

(5)转运患者过程中,避免不必要的颠簸碰撞,应将患者安全送入手术室。

(6)身上携有输液管、引流管的患者,应保持管子在正常位置,避免发生液体反流或管子脱落。

(二)患者在手术间的保护措施

在进入手术室时,患者在感情上的需要可能和身体情况一样各有不同。手术室的护理工作是让患者在回忆他们的手术经历时是愉快的心情。

(1)患者从上手术推床到躺至手术床的过程中,应注意随时遮挡患者,保证患者的隐私权不受侵犯。

(2)患者在手术床上应注意使用约束带约束,防止患者从手术床上坠落。

(3)一旦患者进入手术间,必须有人看护。患者不能单独留在手术间。

(4)患者在手术室期间,随时注意给患者保暖,避免体温过低或过高。

(5)手术结束,气管插管拔管阶段,护士应守候在患者身边,防止患者烦躁,导致坠床或输液管道的滑脱。

(6)手术结束后,由麻醉医生、手术医生和手术室护士等协助将患者从手术床移至推床,移动过程中应注意防止各类引流管的脱落。

(7)手术结束后应由手术医生、麻醉医生协助护送患者至麻醉复苏室。

六、物品的清点

随着新、高、尖手术的不断开展,手术器械、手术敷料也在不断变化,以及手术室与供应室的一体化管理,促使了手术室对清点核对制度的规范化。清点核对制度是手术室工作中非常重要的制度之一,严格执行清点核对制度能完全避免异物遗留体腔。坚持在术前、术中、术后执行"三人四次"清点核对制度,以保证患者的安全,避免器械在回收、清洗、灭菌过程中的丢失。

(一)清点原则

(1)严格执行"三人四次"清点制度:"三人"指手术医师第二助手、刷手护士、巡回护士;"四次"指手术开始前、关闭体腔前、关闭体腔后、术毕(缝完皮肤后)。

(2)在一些腔隙部位如膈肌、子宫、心包、后腹膜等关闭前、后,刷手护士与巡回护士应共同清点物品。

(3)术中临时添加的器械、敷料,刷手护士与巡回护士必须在器械台上及时清点数目至少两次,并检查其完整性,及时准确记录无误后方可使用。

(4)"三不准"制度的执行:刷手护士在每例手术进行期间原则上不准交接换人;巡回护士对手术患者病情、物品交接不清者,不许交接班;抢救或手术紧急时刻不准交接班。

(5)清点物品时坚持"点唱"原则。刷手护士大声数数,巡回护士小声跟随复述。

(6)准确及时记录手术台上所有物品,器械、巡回护士两人核对无误后在手术器械敷料清点单上签全名。

(二)清点内容

1.器械

器械包括普通器械、内镜器械等所有手术台上的器械。手术开始前严格核对器械是否齐全完整,功能是否良好,螺丝是否松动、完整等;手术中,凡使用带有如螺丝、螺帽、弹簧、支撑杆等小配件的器械时,使用之前和使用之后都应仔细检查其数目及其完整性,内镜器械术前必须检查镜面,有无破损或模糊不清,对操作钳、钩、配件、盖帽、胶皮等进行清点检查,确保其完整性,并由巡回护士记录。

2.敷料

主要包括纱布垫、大纱布、小纱布、小纱条、棉片、棉球等。清点时必须分类清点,检查其完整性并防止重叠及夹带。小纱条、棉片等物品严禁重叠在一起清点,必须将其摊开,检查正、反两面是否一致;手术中严禁裁剪纱布、纱垫等敷料制作成其他的敷料使用。

3.其他

包括手术刀片、电刀笔、线轴、缝针等,手术中刷手护士随时监控所有物品,如对缝针数目进行清点,随时了解缝针去向。

(三)清点时机

手术前,刷手护士提前20 min洗手上台,整理台上所有器械、敷料,执行清点查对制度。

1. 第一次清点

手术开始前整理器械时,由刷手护士与巡回护士对台上所有用物进行面对面的一对一点唱,巡回护士边记录边复述,有错时要及时指出并再次点唱,原则上所有用物,尤其对纱布垫、纱布、棉片、缝针、棉球、电刀笔、吸引头、刀片等小件物品必须点唱两遍,点唱、记录双方确认名称、数目无误后方可使用台上用物,如有疑问时应及时当面纠正核实,杜绝错误记录的发生。

2. 第二次清点

在关闭体腔前,刷手护士与巡回护士对手术使用的所有器械、敷料至少清点两遍,并在清点单上写明清点数目,清点无误后手术医师方可关闭体腔,刷手护士对器械数目及去向应做到心中有数。

3. 第三次清点

第一层体腔关闭结束时,刷手护士、巡回护士及医师第二助手,对术前及术中添加的器械进行至少两遍的清点,并在清点单上写明清点数目。

4. 第四次清点

手术结束缝完皮肤时,刷手护士与巡回护士清点手术使用的所有器械、敷料数目,并在清点单上写明清点数目。需要清洗的器械集中放置在清洗箱内,巡回护士填写器械交接卡,刷手护士核查后,密闭送入供应室或清洗间,进入清洗、打包、灭菌流程。

(四)清点注意事项

(1)当有器械、纱布垫、纱布、缝针、棉片等掉下手术台时刷手护士应及时提示巡回护士拾起,放于固定地方,任何人未经巡回护士许可,不得拿出手术间。

(2)深部脓肿或多发脓肿行切开引流时,创口内所填入的纱布数目,应详细记录在手术护理记录单"其他"栏内,手术结束后请主刀医师签名确认,方便提示外科医师在手术后取出时与所记录的数目核对,防止异物遗留体腔。

(3)术中如送冰冻、病理标本检查时,严禁用纱布等手术台上的用物包裹标本,特殊情况必须记录用物名称及数目并签名确认。

(4)有尾线的纱布,手术前、后检查其牢固性和完好性,防止手术过程中的断裂、脱落。

(5)手术台上污染的器械,刷手护士与巡回护士清点无误后,在手术台上用无菌垃圾袋密闭保存,防止在清点过程中加重污染。

(6)器械在使用过程中,发现有性能上或外观上的缺陷无法正常使用必须更换时,刷手护士在器械上用丝线作标记,以便术毕更换。

(7)手术切口涉及两个或两个以上部位或腔隙,关闭每个部位或腔隙时均需注意清点。

(8)建立"手术器械、敷料清点单"使用制度:目前,国内大部分医院都采用了"手术器械、敷料清点记录单"来客观、动态记录手术过程中使用的器械、敷料,并且需要刷手护士和巡回护士签名确认。

(五)清点意外

1. 术中断针的处理

断针处理的最终目标是必须找到断针并确认其完整性。

(1)根据当时具体情况马上对合核查断针的完整性,初步确定断针的位置,缝针无论断于手术台上或手术台下,刷手护士应立即告知手术医师并请巡回护士应用寻针器共同寻找。

(2)若断针在手术台上找到,刷手护士将缝针对合与巡回护士共同核对检查确认其完整性后,用无菌袋装好,妥善放于器械车上,以备术后清点核查。

(3)若断针在手术台下找到,巡回护士将缝针对合与刷手护士共同核对检查确认其完整性后,用袋装好,用消毒钳夹住放于消毒弯盘内,以备术后清点。

(4)倘若在手术台上或台下都未找到,行X线摄片寻找。

2.术中用物清点不清的处理

(1)手术中刷手护士一旦发现缝针、纱布等有误时即刻清点,并告知手术医师、巡回护士协助共同寻找。

(2)仔细寻找手术野、手术台面、器械车、手术台四周及地面等。

(3)如寻找未见,立即报告护士长,并根据物品性质联系放射科摄片。

(4)最终目标是寻找到缺少的用物,确保不遗留于患者体腔及手术间,防止造成接台手术清点不清。

七、护理记录

随着经济、科技的快速发展,高等教育普及,人权意识加强,法治建设日益完善,人们的法律意识不断强化,对医疗服务的要求也不断提高,医疗决策参与及追究医疗责任的诉讼增加。各种法律法规的完善需要人们去执行,《医疗事故处理条例》中明确规定:护理记录是病历的组成部分,护士对患者的护理过程应做到客观记录,患者有权复印病历,以及医院应为患者提供病历复印或复制服务。因此,规范护理记录,是执行各项规章制度的重要体现和保护护患双方安全的保证,是《医疗事故处理条例》中"举证倒置"预防护理纠纷、自我保护的法律武器。

(一)护理记录重要性及书写要求

病历是指医务人员在医疗活动中形成的文字、符号、图表、影像、切片等资料的总和,是对患者的疾病发生、发展情况和医务人员对患者的疾病诊断、检查、治疗和护理情况的客观记录,是一种重要的原始文字记录。因此,护士应认识到其重要性并正确书写病历中的各项护理记录。

1.护理记录的重要性

护理记录是指护士在进行医疗护理活动过程中,对患者生命体征的反映、各项医疗措施的执行,以及护理措施落实情况的具体体现及其结果的记录。围手术护理记录是为患者提供连续性的整体护理所必需的,它是整体护理不可缺少的一个部分,是手术室护理工作和质量的主要反映。围手术护理记录不仅能反映医院医疗护理质量、学术及管理水平,为医疗、教学提供宝贵的基础资料,而且从法律责任的角度出发,围手术护理记录作为法律文件,在涉及医疗纠纷时,也是重要的举证资料,是判定法律责任的重要依据。因此,围手术护理记录无论对患者、医务人员或医疗机构都是必需而且必备的重要文件资料。

2.护理记录的步骤及要求

(1)护理记录前准备:在护理患者和书写记录前,先了解患者的病情;书写时核实患者的身份,每一页记录上都有患者的身份资料及页码;记录的内容应为解释或补充患者的资料,避免重复记录。

(2)描述患者的病情:客观地描述患者的健康问题及临床反应;准确地描述患者的症状,在适当的情况下,可直接引用患者的话语,用符号""标明;记录患者病情的变化和当时的处理措施;记录与病情变化前征兆有关而采取的护理措施;记录护理措施的效果;及时记录完成的护理活动。

(3)记录技巧:书写记录应客观、专业、基于事实、简明扼要、及时准确、有逻辑性和可读性强;书写资料必须与患者有关;记录内容应注意避免主观评价和带风险性、不安全的措施;应明确记录事实,避免含糊和隐含的语句;若患者拒绝治疗,必须记录对患者所做出的解释及患者及其家属的意见,并请家属在记录上签字表示确认。

(4)记录格式要求:使用蓝色/黑色钢笔/签字笔;记录清晰、美观、规范;书写过程中出现错字,应用双线划在错字上,不得采用刮、粘、涂等方法掩盖或去除原来的字迹,准确填写记录单上患者基本信息和页码;不代他人做记录;不更改他人的原始记录资料;记录资料连续书写,字间避免留空格,行间避免留空行;不在已完成的记录上补充或更改,如需补充,应标记补充记录;护士学生或无执照护士的书写项目,必须由具备护士执照的人员审核签字。

护理记录的基本原则是客观、真实、准确、及时和完整。其客观、真实原则要求记录记载的内容应当真实,不得涂改和伪造护理记录资料。准确原则要求记录的内容应当准确无误,文字工整,字迹清晰,表述准确,语句顺畅,标点正确。及时原则要求医务人员应当在规定的时间内完成相关内容的书写。完整原则要求医务人员认真记录,有关资料收集齐全,保证其内容的完整性。

3.影响护理记录的原因

在临床护理记录过程中,有以下两种主要因素影响护理记录质量。

(1)护士对护理记录认识不足,法律意识淡薄:由于传统的护理记录不随病历存档,使护士和管理者都产生误解,认为护理记录只是医院保存的内部资料。因此,护士对护理记录书写只停留在应付质量检查上,在书写时不注意语句的使用,存在记录简单、潦草、不完整、不规范、有涂改、有漏项等现象。2002年9月1日起我国施行的《医疗事故处理条例》等法规对护理记录的内容及书写者均提出了严格要求,围手术护理记录作为法律文件,在涉及医疗纠纷时,是重要的举证资料。因此,护士认真做好术中各种记录,可避免一些因医护记录不一致而引起的医疗纠纷。这也有助于医护人员在利用法律武器维护好患者权益的同时,加强自我保护。

(2)护士人员不足,工作量大:护理记录需要一定的时间,目前国内大部分医院的记录以传统的纸张表格为主,在多数医院普遍存在护士缺编的情况下,护士往往需要使用大量的时间完成患者治疗操作,护理记录做了不记、多做少记、记录无法及时的现象比较普遍,致使护理记录不完整,缺乏连续性。因此,管理者在重视护理记录的书写质量,规范书写要求的情况下,积极处理在护理记录过程中影响记录质量的各种因素,可利用电子表格尽可能使记录简单方便,对患者、医务人员、医疗单位都是有益的。

(二)围手术护理记录的内容

美国手术室护理协会1975年即开展手术全期护理,手术室护理分为前期、中期、后期,同时强调三期护理活动的连续性与完整性。围手术期从患者决定外科治疗开始至患者在家中或诊所接受评估为止,则完整的围手术护理记录应包括术前访视、手术当日的核查、术中护理记录、复苏室的观察记录、术后随访记录等几个方面。

1.术前访视

通常在术前一日,由手术室护士到病房进行术前访视。随着日间手术的开展,此项工作可以在门诊进行,即患者决定手术并预约手术日后,会到手术室门诊咨询处。电话访问也是一种便捷可行的方法。

术前访视记录的重点包括对患者病情既往史的了解,目前的生理、心理状况,对患者所需的术前准备的指导:如进入手术室的要求,术前饮食、个人卫生、肠道准备等。不同医疗专业的工作人员都需要对患者做术前评定,如负责手术的医师、麻醉医师、病房的护士、手术室护士等。目前的术前评价记录资料分别由各个专业自行记录,设计一种外科各专业可共享的综合性评定记录表格,可以让评价的资料更集中和全面,有助于加强各专业的沟通与协作。

2.手术当日的核查

手术当日的核查记录通常发生在手术室外的等候区或手术室内,由手术责任护士进行术前最后的核查,以确保手术前所需的各项文件资料齐备,安全手术所必备的各项准备工作完成。

记录的内容包括患者身份的确认;手术部位的确认;术前常规准备的情况,如禁食时间、手术皮肤的准备、患者随身饰物的情况(有无戒指、手表等);患者随身辅助物品的情况(有无义齿、眼镜、助听器等);病历记录和检查报告齐备;患者的配血情况;手术当日患者的生命体征;负责核查护士签名等。

3.术中护理记录

术中记录应详细记录患者在手术过程中接受的护理活动。该记录包括护理程序中的评估、计划、实施和评价等护理活动环节。

记录的内容包括患者的个人基本资料(如科室、床号、姓名、诊断、手术名称等);患者在手术间各个阶段的时间点(如入室时间、麻醉时间、手术开始时间、手术结束时间、患者离开手术间的时间等);术中手术器械、敷料的核对记录;术中标本处理、留送记录;术中输血、输液记录;术中患者皮肤保护记录、伤口引流管的种类及部位;术后患者的去向记录;参加手术人员的姓名,若出现工作人员交接,应记录交接人员双方的姓名等。

4.复苏室的观察记录

复苏室的记录承接着患者从手术室到病房之间的联系。记录的内容重点包括病情的观察及相关的护理措施,具体包括以下内容:患者生命体征、意识,各种引流管的引流情况,伤口疼痛评估,输血输液的种类,给予药物的时间、剂量,患者的入室时间、出室时间,复苏室护士与病房护士的交接签字等。

5.术后随访记录

对手术后三天的住院患者或手术后即日回家的日间手术患者,术后随访了解患者伤口愈合情况、皮肤情况及对手术室护理的满意情况等。记录指导应包括:患者活动受限的种类及时限;伤口护理指导;识别异常情况及处理方法指导;用药指导;饮食指导;随访护士签名等。

(三)围手术护理记录的方式

护理记录的方式主要有传统的纸张记录方式和目前逐渐推广的电子化的护理记录方式。

1.传统的纸张记录方式

手术室护理记录是按不同的护理问题,配合相应的护理措施和预期的护理成果而设立的一套护理记录表格。不同的医院手术室护理记录内容项目、内容排列顺序、详细程度等都有所不同。由于各家医院的工作习惯不同,难以统一。但手术护理记录的原则应符合手术室紧急、快速工作特点。核查记录在设计上应考虑归类清单、确认性选择项,使书写者较易达到快而准的效果。术中的护理记录使用护理程序,按正常的手术进展顺序排列记录事项,并提供多种选择的方式,使书写者能保质高效地完成书写记录。

2.电子化的护理记录

临床信息系统模式,是利用计算机来记录和储存患者的各项资料。从记录模式可以看到临床发展的主要趋势是综合性和数字化,信息科技改革使医疗文件电子化成为趋势,手术护理记录电子化系统已经开始在一些医院使用。

电子化的护理记录与传统的纸张表格相比有以下优点:电子表格版面美观整洁,字迹清晰规范工整;工作人员点击式的操作使记录便捷化;加强了记录行为的时效性,而且允许多位医疗人员在不同的地点利用计算机终端同时读取同一位患者的资料;缩短了临床工作中翻找病历的时间;减少了病历储存空间占用。电子化护理记录使记录便捷化,可以提高医务工作人员的工作效率,同时电子表格数据便于资料筛查和统计处理,可为临床护理管理、护理研究提供准确可信的资料。

在使用电子化护理记录的同时,需要注意加强临床医务人员的职业道德培训,强化保护患者隐私权和患者个人数据保护的意识。同时需要对工作人员进行计算机操作培训,提高使用计算机的知识与技能。在科室管理中,应制定规章制度,保障患者个人资料的安全性,同时注意资料的备份处理及制定计算机故障或日常维修而导致停机的应急措施,以保证护理记录的顺利进行。

(四)临床常见的护理记录单

1.术前评估单

(1)作用:①手术患者术前评估单是手术患者围手术期的阶段性评估,而非入院评估,是手术室护士运用护理程序发现和解决患者术前护理问题,满足患者术前需求的指南和客观记录;②确保术前护理工作得到落实,避免遗漏;③减轻或消除患者术前的焦虑、紧张和恐惧心理;④入病历,作为法律依据。

(2)使用和书写要求:①病区护士于术前一晚、手术室巡回护士于术前一日(开展术前访视的)或于术日(未开展术前访视的)接收患者时,分别完成各自的术前评估项目;②患者接入手术室后,手术室巡回护士需逐项核对病区护士填写的内容,核对无误后签全名和日期。

2.手术室接送患者记录卡

(1)作用:①防止接错患者;②防止遗漏各种携带物品。

(2)书写要求:①巡回护士查对无误后签全名;②不入病历,由接送患者部门存档备查。

3.手术室患者核对记录单

(1)作用:①为全面查对患者提供项目指南;②与患者进行交流的纽带。

(2)书写要求:①巡回护士查对、记录后签全名;②不入病历,由手术室存档备查。

4.手术护理记录单

(1)作用:①提供手术全过程的客观护理记录;②入病历,作为法律依据。

(2)书写要求:①由巡回护士逐项客观记录手术全过程的护理情况;②巡回护士和刷手护士均应亲自签署全名;③术中特殊情况可记录在备注栏内。

5.手术敷料器械核对登记表
(1)作用:①客观记录术中使用的各种器械、敷料数目;准确核对器械、敷料,防止遗漏和差错事故发生;②入病历,作为法律依据。
(2)书写要求:巡回护士和刷手护士均应签署全名,签名要清晰可辨;术前巡回护士和刷手护士共同清点、核对器械、敷料后,由巡回护士逐项准确填写、记录;术中追加的器械、敷料,巡回护士应及时记录;关闭空腔脏器、腹腔和手术切口前均应再次核对并记录;清点时发现器械、敷料与术前数目不相符,或发生断针等意外情况,护士应当及时要求手术医师共同查找,如手术医师拒绝查找或查找不到,在手术患者离开手术室之前,应接受床旁 X 线拍片,证实体腔内无异物遗留后方可离开。护士应在备注栏内注明事情经过,由手术医师亲自签署全名。

第四节　术后随访

手术后巡回护士应定期到病房随访患者,及时了解患者手术后伤口愈合的效果、皮肤的完整性及患者对手术室护理质量的效果评价。手术结束,患者清醒后,最想知道的就是手术是否成功,因此患者回到病房或是从麻醉中刚刚醒过来,医生、护士应以亲切和蔼的语言进行安慰鼓励。医生和护士应当传达有利的信息,给予鼓励和支持,以免患者术后过度痛苦和焦虑。帮助患者缓解疼痛,患者如果注意力过度集中、情绪过度紧张,就会加剧疼痛。意志力薄弱、烦躁和疲倦等也会加剧疼痛。此外,给患者做适当的健康教育,如术后禁食的时间、体位和下床活动的时间等。

从环境方面看,噪声、强光和暖色也都会加剧疼痛。因此,医生、护士都应体察和理解患者的心情,从每个具体环节来减轻患者的疼痛。努力帮助患者解决抑郁情绪,要准确地分析患者的性格、气质和心理特点,解释他们不懂的言语的含义,主动关心和体贴他们。鼓励患者积极对待人生,外科患者手术后大都要经过相当长一段时间的恢复过程,不管手术结果好坏,都要让他们勇敢地承认现实、接纳现实。

第四章　外科休克患者的护理

第一节　概述

休克是指机体有效循环血量减少、组织灌注不足、细胞代谢紊乱和功能受损的病理过程，它是一个由多种病因引起的综合征。现代观点将休克视为一个序惯性事件，认为休克是一个从亚临床阶段的组织灌注不足向多器官功能障碍综合征发展的连续过程。

一、病因和分类

引起休克的原因很多，根据休克的原因、始动因素和血流动力学变化，可对休克做不同的分类。

（一）按休克的原因分类

临床上常根据病因将休克分为五类。

1. 低血容量性休克

外伤出血、肝脾破裂、上消化道出血及胎盘早剥、产后大出血等直接引起循环血量减少、组织灌注不足；剧烈呕吐、严重腹泻、肠梗阻、大量出汗等使体液显著丧失，导致有效循环血量减少。

2. 感染性休克

严重感染特别是革兰阴性菌感染，由于细菌及其内毒素的作用，可引起感染性休克，如急性化脓性腹膜炎、绞窄性肠梗阻、重症胆道感染，以及严重的肺部感染和泌尿系感染等。

3. 心源性休克

心源性休克主要由心功能不全引起，常见于大面积急性心肌梗死、急性心肌炎、心肌病、严重心律失常及心包填塞等，因心输出量明显减少，有效循环血量和组织灌流急剧下降而引发休克。

4. 过敏性休克

过敏性休克常由接触、进食或注射某些致敏物质，如油漆、花粉、某些药物（如青霉素、链霉素）或生物制品（如破伤风抗毒素）而引起。

5. 神经源性休克

神经源性休克常由剧烈疼痛、脊髓损伤及麻醉意外等引起。

（二）按休克发生的始动因素分类

休克的始动因素主要为血容量减少致有效循环血量下降。心泵功能严重障碍导致有效循环血量下降和微循环流量减少；或因大量毛细血管和小静脉扩张，血管床容量扩大，血容量相对不足，有效循环血量减少。据此将休克分为四类。

1. 低血容量性休克

始动因素是血容量减少。快速大量出血、大面积烧伤所致的大量血浆丧失、大量出汗，严重腹泻或呕吐，内脏破裂或穿孔等引起的血液或体液急剧丧失，导致血容量急剧减少而引起低血容量性休克。

2.心源性休克

始动因素是心功能不全引起的心输出量急剧减少。常见于大范围心肌梗死,也可由心肌炎及严重心律失常等引起。

3.心外阻塞性休克

始动因素是心外阻塞性疾病引起的心脏后负荷增加。常见于心包填塞、缩窄性心包炎、肺动脉高压等导致的心脏功能不全。

4.分布性休克

始动因素是外周血管扩张所致的血管容量扩大。大量血液淤滞在外周微血管中而使回心血量减少。常见于感染、过敏、中毒、脑损伤、脊髓损伤、剧烈疼痛等。

(三)按休克时的血流动力学特点分类

1.低排高阻型

低排高阻型又称低动力型休克或冷休克,其血流动力学特点是外周血管收缩至外周血管阻力增高,心输出量减少。低血容量性、创伤性、心源性和革兰阴性菌感染性休克均属此类,临床最为常见。

2.高排低阻型

高排低阻型又称高动力型休克或暖休克,其血流动力学特点是外周血管扩张至外周血管阻力降低,心输出量正常或增加。见于革兰阳性菌感染的早期。

二、病理生理

各类休克在病理方面虽各有特点,但具有共同的病理生理基础,即有效循环血量锐减和组织灌注不足,以及由此导致的微循环障碍、体液代谢改变和内脏器官继发性损害。

(一)微循环障碍

微循环是指微动脉与微静脉之间微血管的血液循环,是血液和组织间进行物质交换的最小功能单位,主要受神经体液调节。休克时典型的微循环改变大致可分为三期。

1.微循环收缩期

当机体有效血量锐减时,血压下降,组织灌注不足和细胞缺氧,刺激主动脉弓和颈动脉窦压力感受器,引起血管舒缩中枢加压反射,交感-肾上腺轴兴奋,释放出大量儿茶酚胺,以及其他具有缩血管作用的体液因子异常增多,使周围组织(如皮肤、骨骼肌)和内脏(如肝、脾)的小血管与微血管平滑肌,包括毛细血管前括约肌,强烈收缩,微循环出现少灌少流、灌少于流的情况。此期在临床上称为休克代偿期,若能及时处理可迅速逆转。

2.微循环扩张期

随着休克病情的进展,组织缺血缺氧加重,酸性代谢产物局部堆积,使毛细血管前括约肌由收缩转为舒张,而微小静脉、毛细血管后括约肌由于对酸性物质耐受力较强而仍处于收缩状态。微循环出现灌大于流、血液淤滞,此期亦称为淤血性缺氧期。大量的血液淤积在毛细血管内,回心血量减少,心输出量锐减,血压下降。此期机体失去代偿,有效循环血容量锐减,组织处于严重的低灌流状态,缺氧更为严重,微循环改变形成不断加重的恶性循环。此时休克进入抑制期,若不实施有效的抢救措施,病情将不断加重,直至死亡。

3.微循环衰竭期(DIC期/休克难治期)

微循环衰竭期亦称为休克难治期或DIC期,持续严重的缺血缺氧、酸中毒,以及各种体液因子、炎症介质等的损伤作用,使微血管平滑肌反应性进一步下降,乃至对任何血管活性物质失去反应,微循环衰竭,不灌不流、血流停止,极易发生弥散性血管内凝血(DIC)及继发多脏器功能损害。此期临床上称为休克失代偿期,救治难度大,死亡率高。

(二)代谢的变化

各类休克都引起交感-肾上腺髓质系统兴奋,引起血中儿茶酚胺异常增多,儿茶酚胺在休克的不同阶段发挥不同的作用。血容量和肾血流量的减少,引起肾素-血管紧张素醛固酮系统兴奋,肾素、血管紧张素Ⅱ具有缩血管作用,醛固酮使机体钠的排出减少,以保存液体和补偿部分血容量。而低血压、血浆渗透压的改变和左心房压力的降低,可使脑体后叶增加抗利尿激素的分泌,以保留水分,增加血容量。此外,组胺、激肽、前列腺素类、内啡肽、肿瘤坏死因子等体液因子都在休克的发展和转归过程中发挥了不同的作用。

细胞受到血液灌流不良的影响,供氧不足、糖酵解加强,能量产生不足、钠泵失灵、钠水内流,酸性代谢产物堆积,出现局部酸中毒。当肝灌注不良时,乳酸不能很好地在体内代谢,使酸中毒更加突出。这些因素都会影响到细胞膜、线粒体膜和溶酶体膜功能,严重影响细胞的功能,甚至导致脏器功能障碍。

(三)内脏器官的继发性损害

1.肺脏

低灌注和缺氧可损伤肺毛细血管内皮细胞和肺泡上皮细胞,一方面引起血管壁通透性增加和肺间质水肿,另一方面致使肺泡表面活性物质生成减少,肺泡萎缩致肺不张。此外,休克时通气/血流比例失调,这些都可导致严重的低氧血症,甚至出现急性呼吸窘迫综合征(ARDS),也称为休克肺。

2.肾脏

休克时由于肾血管收缩、血流量减少及肾血流的重新分布,肾小球滤过率锐减,并可伴发肾小管上皮细胞变性坏死,由此可继发急性功能性或器质性肾衰竭。

3.心脏

进入休克抑制期,随着血压进行性降低及心输出量的减少,冠脉灌流量显著减少,心肌因缺血缺氧而受损。加上酸中毒、高血钾和心肌抑制因子等因素的影响,可造成心肌收缩力减弱,甚至发展为心力衰竭。

4.脑

休克早期,由于机体的代偿作用,对脑血流的影响不大。但是,当动脉血压持续进行性下降时,脑灌注压和脑血流量随之下降,引起脑组织缺血缺氧,进而继发脑水肿和颅内压增高,使脑功能障碍。

5.肝脏

休克时,肝脏因缺血、缺氧和血流淤滞而受损,可继发肝功能障碍、解毒功能减退及全身代谢紊乱,并可导致内毒素血症而加重已有的代谢紊乱和酸中毒。

6.胃肠道

胃肠道在休克中的重要性已日益受到重视。休克早期即有胃肠等内脏血管的收缩,休克时胃肠道往往处于严重缺血缺氧状态,使正常黏膜上皮屏障功能受损,可发生胃肠黏膜糜烂、溃疡、出血,导致胃应激性溃疡、肠源性感染等使休克病情加重。

第二节 外科常见休克患者的护理

一、低血容量性休克

低血容量性休克是外科最常见的休克,常由短时间内大量失血或丢失体液,使有效循环血量降低所致。

(一)护理评估

1.健康史

(1)大量失血:大血管破裂、肝脾损伤、胃十二指肠溃疡并发出血、门脉高压症所致食道和胃底曲张静脉破裂出血、动脉瘤或肿瘤自发破裂出血、凝血疾病所致出血等。

(2)严重创伤:复杂性骨折,挤压伤、大手术、骨盆骨折,手术中创面大或损伤血管、脏器等。

(3)体液丢失:剧烈呕吐、严重腹泻、肠梗阻、大量出汗等。

(4)产科出血:宫外孕、产后子宫收缩乏力、胎盘剥离不全等。

2.身体状况

(1)意识状态:休克早期,脑组织血液灌流因机体代偿反应而没有明显减少,神经系统常处于轻度兴奋状态,可表现出烦躁不安或焦虑、紧张。随着休克病情发展,脑组织缺氧逐渐加重,遂从兴奋转为抑制,出现表情淡漠、反应迟钝,晚期还可表现为意识模糊甚至昏迷。

(2)皮肤黏膜色泽、温度:皮肤黏膜色泽、温度常反映体表灌流情况。应特别注意患者面颊、口唇、甲床和耳垂等部位的色泽、温度和湿度。若皮肤黏膜从苍白转为青紫、湿冷,提示病情加重;从青紫发展至皮下瘀点、瘀斑,常表明已有 DIC 可能。反之,如发绀减轻、色泽红润、肢体皮肤干燥、温暖,说明休克好转。

(3)生命体征:

1)脉搏:休克时脉搏加快常出现在血压下降之前,常作为早期判断休克的重要体征之一。随着病情的发展,脉搏细速或出现心律不齐,甚至摸不到。

2)血压:血压是休克病情观察最重要、最基本的指标,同时还需注意脉压的变化。休克早期,由于循环系统的代偿反应,血压常正常或接近正常,但可有脉压缩小。通常认为脉压小于 4.0 kPa(30 mmHg)是休克存在的证据。

临床观察中,还经常用到休克指数,即脉率与收缩压(mmHg)的比值,可粗略反映有无休克及其程度。当该指数为 0.5 时,多说明无休克;若超过 1.0 提示存在休克;在 2.0 以上常为严重休克。

3)呼吸:休克早期,呼吸常较快,并可有代偿性过度通气情况。一般而言,休克患者呼吸增快、变浅、不规则提示病情恶化;当呼吸增至 30 次/min 以上或降至 8 次/min 以下,表明病情危重;如经抗休克治疗后血压好转,而呼吸十分费力,即应警惕休克肺;若出现进行性呼吸困难,严重发绀,吸氧后并无改善,血气分析示血氧分压持续下降等现象,基本可确定有休克肺,应及时配合抢救。

4)体温:低血容量性休克患者体温一般偏低,有条件时可同时监测中心温度和外周温度,通过其差值的变化了解外周循环灌注有无改善。

(4)尿量与尿比重:尿量不仅可反映肾脏的血液灌注情况,同时也是反映组织灌注情况的最佳定量指标,同时还要注意尿比重的变化。尿量每小时少于 25 mL,尿比重高,说明血容量不足;血压正常,但尿量仍少(<17 mL/h),尿比重降低,提示可能发生急性肾衰竭;尿量稳定在每小时 30 mL 以上时,说明休克已纠正。对休克患者还应注意其分期和严重程度,临床上常人为地将休克分为休克前期、休克期和休克晚期。

3.辅助检查

(1)中心静脉压(CVP):指右心房及胸腔内上、下腔静脉的压力。与血压结合观察,能反映出患者的血容量、心功能和血管张力的综合状况。其正常值为 0.49～1.18 kPa(5～12 cmH$_2$O),在低血压情况下,中心静脉压低于 0.49 kPa(5 cmH$_2$O),表示血容量不足;高于 1.47 kPa(15 cmH$_2$O),则提示心功能不全、静脉血管床过度收缩或肺循环阻力增加;高于 1.96 kPa(20 cmH$_2$O)时,则表示有充血性心力衰竭。

(2)肺毛细血管楔压(PCWP):反映肺静脉、左心房和左心室的功能状态。其正常值为 0.8～2.0 kPa(6～15 mmHg),过低反映血容量不足,过高常提示左心功能不全和肺循环阻力增加。

(3)心输出量(CO)和心脏指数(CI):需通过漂浮导管测得。成人心输出量的正常值为 4～6 L/min。单位体表面积的心输出量称为心脏指数,正常值为 2.5～3.5 L/(min·m^2)。

(4)血气分析:血气分析能反映动脉血氧合情况、体内二氧化碳清除及血液 pH 的改变,动脉血氧分压(PaO$_2$)及二氧化碳分压(PaCO$_2$)是重要的监测指标。休克早期常有过度通气,PaCO$_2$ 降低;继发急性呼吸窘迫综合征时,PaO$_2$ 进行性下降,PaCO$_2$ 可明显升高。

(5)血电解质:休克时可见血钾和血镁增高,血钠降低。

(6)动脉血乳酸:动脉血乳酸正常值为 1～2 mmol/L,若持续升高,常反映病情严重、预后很差;若在 12～24 h 内降至正常水平,说明复苏有效。但动脉血乳酸水平并不经常与休克严重程度平行,因此需要与其他监测结果综合分析才能正确判断。

(7)凝血功能:通过血小板计数、凝血酶原时间和纤维蛋白原含量的检查,可以了解休克是否进入弥散性血管内凝血阶段。血小板计数低于 $80×10^9$/L,纤维蛋白原少于 1.5 g/L,凝血酶原时间较对照延长 3 s 以上,提示可能存在 DIC。

(8)血常规:血细胞比容与血红蛋白测定有助于了解失血情况及血液浓缩或稀释的程度,白细胞计数可反映有无并发感染或全身炎症反应。

4.治疗与效果

对于低血容量性休克,临床处理原则主要是及时补充血容量、积极处理原发病和制止继续失血、失液,必要时应用血管活性药物,并应维持酸碱和电解质平衡,保护脏器功能及防止发生 DIC。

5.心理-社会状况

休克患者病情变化快,并有神志改变,患者及其家属易产生紧张、焦虑甚至恐惧等情绪改变。

(二)常见护理诊断/问题

(1)组织灌注量改变:与微循环障碍有关。

(2)体液不足:与失血、失液有关。

(3)心输出量减少:与心肌缺氧和损害有关。

(4)气体交换受损:与微循环障碍,造成肺泡与微血管之间气体交换减少有关。

(5)有受伤的危险:与休克患者感觉和反应迟钝、血压下降,严重时神志不清易发生外伤、窒息、压疮有关。

(6)有感染的危险:与休克患者免疫异常,体液失衡,抵抗力下降有关。

(三)护理目标

患者末梢循环状况改善,四肢皮温上升;脱水征象改善,尿量增加;血容量恢复,血压脉率逐渐恢复正常;呼吸困难减轻,缺氧征改善;在治疗期间无意外伤害发生;不出现感染症状,血象正常。

(四)护理措施

对于低血容量性休克,护理上应积极配合抢救,重点注意急救护理、迅速补充有效循环血量和药物治疗的护理等方面。

1.急救护理

(1)迅速止血:对严重损伤的患者,应尽快控制活动性出血,必要时使用抗休克剂,不但可止住下肢出血,还可以压迫下半身,起到自体输血的作用。

(2)保持呼吸道通畅:尽快畅通气道,保持呼吸道通畅。必要时可做气管插管或气管切开。

(3)迅速建立静脉通道:迅速开放一条或两条静脉通道,以便及时输注液体与药物,抢救患者生命。

(4)体位:可抬高头和躯干20°～30°、抬高下肢15°～20°,以增加静脉回心血量,并可减轻呼吸负担;也可采取平卧位,以利脑部血液供应。避免不必要的搬动。

(5)氧疗:吸氧可增加动脉血氧含量,有利于减轻组织和细胞缺氧,一般可间歇给氧,鼻导管给氧时用40%～50%的氧浓度,每分钟6～8 L的流量。如已发展成ARDS,必须经机械通气给予呼气末正压(PEEP),使肺泡内保持正压,有利于萎陷的肺泡扩张。

2.扩充血容量的护理

及时补充血容量、迅速恢复有效循环是抢救低血容量性休克的首要措施。一般首先采用晶体液,如林格液、等渗生理盐水,由于其维持扩容作用的时间仅1 h左右,故还应适量补充胶体液,如706代血浆、中分子右旋糖酐,必要时输血或红细胞悬液、血浆。近年来,临床上有用高张盐溶液(3%～7.5%氯化钠)或高张高渗液(7.5%氯化钠、12%右旋糖酐)进行休克复苏治疗,取得较好效果,但高渗液体用量不宜过多(不超过400 mL),避免血液高渗及电解质紊乱。

休克患者至少应建立两条静脉通路,一条供快速补液扩容,一条供输入各种需控制速度的药物,如心血管活性药物等。补液速度应根据患者心、肺功能,失血、失液量及临床监测情况来决定。有条件时最好采用中心静脉置管,快速补充血容量的同时监测中心静脉压,有利于随时根据病情调整补液速度,防止并发症及意外。

补液过程中应密切观察病情变化,每15～30 min测量体温、脉率、血压,观察患者的意识状态、颈静脉充盈程度、皮肤黏膜色泽、肢端温度和尿量,准确记录出入量,记录输注液体的种类、量及时间,观察补液效果,警惕急性肺水肿的发生。有条件时最好采用中心静脉置管,快速补充血容量的同时监测中心静脉压,有利于随时根据病情调整补液速度,防止并发症及意外。

3.维持酸碱平衡的护理

休克时机体代谢紊乱,可出现酸碱平衡失调,常见的是代谢性酸中毒。此外,休克早期由于过度通气还可发生呼吸性碱中毒。一般经积极扩容治疗,组织灌注改善后,酸中毒多可消失。目前对休克患者酸碱失衡的处理,多主张"宁酸勿碱",早期不宜用缓冲剂,对重度休克、pH<7.20者,应静脉滴注碳酸氢钠 0.5～1.0 mmol/L,并根据血气分析结果调整药量。

4.药物治疗的护理

(1)强心剂及血管活性药的应用:低血容量性休克的治疗过程中,常应用强心剂、血管收缩剂及血管扩张剂,需在充分复苏的前提下结合具体情况慎重选用。护理上应注意以下几点。

1)血管活性药物应从低浓度、慢速开始,有条件时最好采用微量输注泵,以利于根据需要准确调整滴速。输注过程中密切监测血压变化,根据病情变化随时调整药物用量、滴速及用药种类,使血压维持在较高水平,有效改善组织灌注。一般开始时应每 5～10 min 测量 1 次,待血压平稳后改为每 15～30 min 测量 1 次。输注强心药时最好用心电监测仪监测。

2)血管收缩剂外渗,可导致局部组织坏死,应经常巡视,观察局部情况,一旦外渗应立即回抽后拔针,局部以 0.25％普鲁卡因封闭,更换注射部位。

(2)皮质类固醇的应用:早期大剂量用于治疗休克,可提高生存率,但有使机体抗感染能力下降、伤口愈合延迟、促使应激性溃疡发生的危险,使用时应注意预防并观察。

5.积极配合原发病处理

外科疾病引起的休克,多数需要手术处理原发病变,如内脏大出血的控制、创伤的清创缝合、血肿的清理、消化道穿孔的修补、坏死肠袢的切除等。因此,应在快速扩容、有效抗休克的同时,积极配合手术治疗,做好急诊手术前后的相应护理。

6.一般护理

(1)维持正常体温:适当保暖,但不可体表加温,如不能使用热水袋、电热等,以免烫伤、增加局部耗氧及扩张皮肤血管而加重内脏器官灌注不足;休克患者体温过低时,应以增加室温、增加衣物及被服来保暖。

(2)提升舒适度,保证休息质量:调节适宜的环境温度,以 18～20 ℃较好,不应过高或过低;保持环境安静,减少不必要的活动,让患者充分休息。

(3)安全护理:对焦躁不安、神志不清的患者,应适当约束或加床旁护栏,保证患者的安全,防止意外损伤。

(4)预防并发症:如各种感染、压疮、深静脉血栓、管道滑脱等。

(五)健康指导

加强自我保护,避免损伤或其他意外伤害。掌握急救的基本知识,意外伤害发生后进行包扎、止血。

二、感染性休克

感染性休克可由各种感染引起,外科以细菌感染,尤其是革兰阴性菌感染所致者较为多见,又称内毒素性休克或中毒性休克。其发生与革兰阴性菌产生的内毒素作用关系密切,是外科较多见且治疗较困难的一类休克。

(一)护理评估

1.健康史

多见于胆道、肠道、腹膜、泌尿道及呼吸道等严重感染后;严重的创伤及大面积烧伤后。另有以下诱发因素导致机体免疫功能低下:年老体弱或婴幼儿患者;使用免疫抑制剂及类固醇激素;原有免疫系统的慢性疾病等。

2.身体状况

根据血流动力学改变,常将感染性休克分为低排高阻型和高排低阻型,前者较多见,常由革兰阴性菌感染引起;后者仅见于一部分革兰阳性菌感染引起的休克的早期。低排高阻型休克和高排低阻型休克的临床表现有所不同。

3.辅助检查

同低血容量性休克。

4.治疗与效果

低排高阻型和高排低阻型休克的发病机制不同,治疗和预后也有所不同。总体而言,在休克未纠正前,应着重抗休克,同时治疗感染;在休克纠正后,应着重治疗感染。具体措施包括:①补液,维持有效血容量;②控制感染;③纠正酸碱平衡失调;④应用血管活性药物;⑤短期、大剂量、短疗程应用糖皮质激素;⑥其他,营养支持、防治DIC、保护重要脏器功能等。

5.心理-社会状况

感染性休克病情严重,发展变化快,患者及其家属易产生紧张、恐惧、濒危感、无能为力等心理反应。

(二)常见护理诊断/问题

(1)体液不足:与感染或细菌毒素所致微循环扩张,血液淤滞有关。

(2)外周组织灌注无效:与微循环障碍、组织灌注不足有关。

(3)体温过高(或过低):与感染有关。

(4)气体交换受损:与呼吸异常或呼吸形态改变有关。

(三)护理目标

患者能维持体液平衡,生命体征平稳;组织灌注得到改善;末梢循环状况改善;体温维持在正常范围内;患者缺氧纠正,气体交换正常。

(四)护理措施

对感染性休克患者的护理,除参照前述低血容量性休克的护理措施以外,还需注意以下几项措施。

(1)加强对体温和其他感染征象的观察,外科感染患者若体温异常增高或突然下降,病情加重,出现神志改变,面色、脉搏、血压、尿量等相继改变时须警惕感染性休克的发生。

(2)遵医嘱大剂量使用有效抗生素,必要时采集培养标本送检,根据药物敏感试验结果选用敏感抗生素控制感染。

(3)若原发病灶需要紧急手术以挽救患者生命时,如坏死肠管切除、消化道穿孔修补、重症胆道感染造瘘引流等,应尽早做好急诊手术前准备,并加强术后的护理。

(4)感染性休克患者常有心肌和肾损害,过多补液将导致不良后果,补液不足又难以纠正休克,补液时应加强对心功能和肾功能的监测,根据病情适时调整输液速度和输液量。

(5)遵医嘱,早期、大剂量应用糖皮质激素,以提高患者生存率。

(五)健康指导

(1)加强综合锻炼,适当补充营养,增强抗感染的能力。

(2)出现感染征象要及时去医院救治。

第五章 颈部疾病患者的护理

第一节 甲状腺的解剖生理概要

甲状腺分两叶,位于甲状软骨下方气管两旁,中间以峡部连接。成人甲状腺重约 30 g。甲状腺由两层被膜包裹:内层被膜为甲状腺固有膜;外层被膜又称甲状腺外科被膜,较厚。在被膜间隙内有动脉、静脉及甲状旁腺。手术分离甲状腺时,在两层被膜之间进行。甲状腺借外层被膜固定于气管和环状软骨上;又借左、右两叶上极内侧的悬韧带悬吊于环状软骨上。因此,在做吞咽动作时,甲状腺亦随之上、下移动。在甲状腺的背面,两层被膜间,通常有 4 个甲状旁腺,术中误切会引起低钙抽搐。

甲状腺的血液供应十分丰富,主要由两侧的甲状腺上动脉和甲状腺下动脉提供,甲状腺静脉有上、中、下三条主干。甲状腺上、下动脉之间,以及与咽喉部、气管、食管的动脉分支间都有广泛的吻合。所以在手术中将甲状腺上、下动脉全部结扎后,残留腺体和甲状旁腺仍有足够的血液供应,而结扎不彻底或结扎线脱落,可引起术后局部出血而致气管受压,出现呼吸困难、窒息等。

甲状腺的神经支配来自迷走神经的分支:喉上神经和喉返神经。喉上神经分内、外两支:内支为感觉支,分布于声门以上的喉黏膜,损伤后可出现喉黏膜感觉迟钝,进食后误咽、呛咳等;外支为运动支,支配环甲肌使声带紧张,误伤后可引起声带降低。喉返神经分运动支及感觉支,前者支配除环甲肌以外的所有喉肌,使声带运动,损伤后可致声音嘶哑,严重者可致呼吸困难、窒息;后者分布于声门裂以下的喉黏膜。

甲状腺的主要功能是合成、储存和分泌甲状腺素。甲状腺素分甲状腺三碘原氨酸(T3)和甲状腺四碘原氨酸(T4)两种,与体内的甲状球蛋白结合,储存在甲状腺的滤泡中。释放到外周血液循环的甲状腺素与血清蛋白结合,其中 90% 是 T4,10% 是 T3。甲状腺素主要参与人体物质和能量代谢,作用包括:增加全身组织细胞的氧消耗和产热;促进蛋白质、脂肪、糖类的分解;促进人体的生长发育和组织分化;影响体内水和电解质的代谢。

甲状腺的功能与各器官、系统的活动及外环境有关,并受大脑皮质-下丘脑-垂体-甲状腺轴控制系统的调控。垂体前叶分泌促甲状腺素(TSH)刺激和加速甲状腺合成和分泌甲状腺素,外周血液中的甲状腺素浓度的高低反作用于垂体,使之分泌促甲状腺素减少或增加。

第二节 甲状腺功能亢进

一、病因

(一)原发性甲状腺功能亢进的病因

虽然经过近几十年的临床与实验研究,对原发性甲状腺功能亢进(Graves病)的病因尚不能完全肯定,但目前有一定的认识。

1.遗传因素

遗传因素可能与该病的发生有关。临床观察到在同一家族中几人患病,或同一代人中不止一人患此病,且多为女性,故遗传性的内分泌功能异常可能是本病的一种病因。Graves病患者家属有50%亲属体内存在甲状腺自身抗体。

2.精神因素

由于不少患者是在精神、神经受到刺激后发病,因此都认为该病是中枢神经性的。因为下丘脑的长期兴奋,引起了垂体前叶—甲状腺之间动态平衡的失调,以致促甲状腺激素的分泌增加而致本病。但这一假说不能全面解释本病的发病机制,目前被许多学者否定。

3.免疫系统异常

目前大部分学者普遍认为,原发性甲状腺功能亢进是一种自身免疫性疾病。许多研究发现,在95%的甲状腺功能亢进患者血液中有几种与促甲状腺激素类似的物质,不仅能促使动物和人甲状腺释放甲状腺激素,而且能激发甲状腺组织的各个活动环节,如碘的吸收、甲状腺细胞的增生和甲状腺激素的释放等,这些物质包括长效甲状腺刺激素、甲状腺刺激性抗体、刺激甲状腺免疫球蛋白等,它们都属于G类免疫球蛋白,来自患者的淋巴细胞,能与甲状腺细胞膜上的促甲状腺激素受体相结合,激化cAMP途径,使甲状腺细胞增生,激活甲状腺细胞代谢,导致甲状腺分泌大量激素。这种自身抗体在Graves病患者血清中的阳性率为83%~100%。因此认为,原发性甲状腺功能亢进是一种自身免疫性疾病。但是,自身免疫学说尚不能解释精神因素在本病发生中的作用,也不能说明甲状腺功能亢进与突眼的相互关系。由此可知,原发性甲状腺功能亢进的发病机制是很复杂的。

(二)其他甲状腺功能亢进的病因

1.继发性甲状腺功能亢进的病因

继发性甲状腺功能亢进又称毒性结节性甲状腺肿,指患者先出现结节性甲状腺肿,然后逐渐出现功能亢进。多见于病程长的单纯性甲状腺肿患者。继发性甲状腺功能亢进的病因至今尚不明确,目前认为,其发病是单纯性甲状腺肿结节本身自发的分泌紊乱所致,这种结节的功能性改变是自主的,其分泌功能与TSH的刺激无关,功能状态也不受垂体的控制调节。结节性甲状腺肿患者长期摄入大量碘剂后,可促进毒性结节形成,称为碘甲状腺功能亢进。

临床中应注意结节自主性继发性甲状腺功能亢进与原发性甲状腺功能亢进的区别:结节性甲状腺肿患者有时可以并发原发性甲状腺功能亢进;另外原发性甲状腺功能亢进病程长者,在弥散性肿大的甲状腺内也可以出现结节。因此,结节自主性继发性甲状腺功能亢进病史上均应先有甲状腺的结节肿大,而且是结节本身发生病变,而结节周围的甲状腺组织仍属正常。

2.高功能腺瘤的病因

高功能腺瘤又称毒性甲状腺腺瘤、功能自主性甲状腺腺瘤,为单个功能亢进的甲状腺结节,是继发性甲状腺功能亢进的一种特殊类型。发病原因未完全明确,与继发性甲状腺功能亢进病因相同,是结节本身自主的分泌,其功能状态也不受促甲状腺激素的调节,结节可以无抑制地分泌甲状腺激素,并反馈性抑制垂体前叶分泌TSH,导致结节周围的甲状腺组织功能被抑制而呈萎缩状态。

3.T3型甲状腺功能亢进

临床上有甲状腺功能亢进表现,血清T3升高,但血清中T4浓度不高。本病的病因可能与T3合成与分泌超过T4有关,而不是T4在外周转化为T3的过程加强。在缺碘的地方性甲状腺肿流行区,T3型甲状腺功能亢进较多,可能因为腺体适应碘的不足,机体自然产生的一种代偿,甲状腺以合成需碘较少的T3为主。同时T3型甲状腺功能亢进多见于弥散性甲状腺功能亢进患者,并在甲状腺功能亢进的治疗过程中或治疗后出现;一些T3型甲状腺功能亢进未进行及时治疗,以后逐渐发展为明显的T4浓度升高的甲状腺功能亢进,甲状腺功能亢进症状更加明显,所以也有学者认为T3型甲状腺功能亢进为一般甲状腺功能亢进的前期表现。

二、临床表现

甲状腺功能亢进可发生于任何年龄,以女性多见,临床表现呈多样性表现,一部分患者甲状腺功能亢进持续存在,另一部分患者则为反复病程,其程度和间歇时间变化不定。本病除高代谢症群、眼征及甲状腺肿大等典型表现外,还可表现为精神神经、运动心血管、消化、生殖、内分泌等多系统的非特异性表现。

(一)原发性甲状腺功能亢进临床表现

1.临床特点

(1)甲状腺高代谢症群:主要由于甲状腺激素分泌过多和交感神经兴奋增高,促进物质代谢,产热和散热增加。患者可出现怕热、多汗、皮肤温暖湿润;易饿,食欲增加,但体重减轻,易疲乏无力。

(2)神经精神系统:表现为过度兴奋状态,患者脾气急躁、易激动,精神紧张、多言好动,注意力分散、常失眠,情绪很不稳定,双手常有细微而迅速的颤动。当双臂向前平举,手指分开伸直时尤为显著。细颤也可见于舌、足和眼球。各种反射亢进也可同时存在,少数患者可伴有周期性瘫痪。极少数患者可出现躁狂、谵妄、幻觉、被害幻想等严重精神障碍,有学者认为甲状腺功能亢进可使有遗传背景或易感者出现精神病。

(3)心血管系统:高代谢状态及交感神经过度兴奋,可使心动过速,脉率100次/min以上,在睡眠时亦然。同时脉压增大,心悸,胸部不适,气短,动脉持续有力,脉搏不齐,严重的患者可出现心房纤颤、心力衰竭。体检时可以发现患者心尖搏动增强,第一心音亢进;常有房性期前收缩、阵发性房性心动过速,可发生心房纤颤或心房扑动,晚期患者心脏扩大,心尖部可听到舒张晚期或收缩早期吹风样。严重的患者还会出现二尖瓣脱垂的表现。

(4)消化系统:多食消瘦是甲状腺功能亢进的突出表现之一。由于胃肠蠕动加快,消化吸收不良而排便次数增多,部分患者可出现厌食甚至恶病质,大多见于老年人。偶见肝功能异常与顽固性的呕吐、腹泻等表现。

(5)造血系统:由于甲状腺激素对骨髓的刺激作用,多数患者红细胞数量增加,但少数患者表现为恶性贫血,白细胞计数偏低。血小板计数及凝血机制正常。10%的患者有脾肿大、胸腺和淋巴结增大,这些表现可能与自身免疫反应有关。

(6)内分泌代谢系统:过高甲状腺激素使机体皮质醇激素的生成与降解速度加快,血浆皮质浓度正常。幼年Graves病患者性成熟延迟,但生理发育多正常,骨骼生长加速。女性月经周期延长,月经量减少甚至停经,受孕率低,易流产。男性患者可有性功能障碍,血清游离睾丸酮数量下降。男性患者可有阳痿,少数出现乳房发育,该表现与雄激素转化为雌激素增加有关。

(7)营养代谢异常:蛋白合成及分解加速,表现为体重减轻、消瘦及轻度低蛋白血症。由于胰岛素的抵抗和降解增加,表现有糖耐量的异常,部分患者有糖尿病的症状。

(8)肌肉骨骼系统:大部分患者有肌无力及肌肉萎缩,四肢远端消瘦明显,低钾性周期性瘫痪多见于青年男性患者,原因不明。

2.Graves病的特殊表现

(1)甲状腺肿大:患者常有甲状腺肿大,年龄越小的患者甲状腺肿大越明显;自身抗体阳性与有无甲状腺肿大及其程度有关。甲状腺肿大多呈弥散性、对称性,肿大程度轻,一般不引起压迫症状,表面光滑而柔软。由于腺体的血管扩张和血流加速,扪诊时可感到震颤,听诊时3/4以上的患者可闻及血管杂音,尤其在甲状腺上动脉进入上极处最明显。甲状腺肿大也可以是不对称的,约10% Graves病患者甲状腺不肿大。

(2)眼部征象:Graves病患者中,有25%~50%伴有程度不同的眼征,突眼为较特异的体征之一。GD眼征可分两种:①非浸润性突眼,又称良性突眼,是因甲状腺功能亢进使交感神经兴奋,进而引起眼外肌、上睑肌和瞳孔开大肌过度兴奋,表现为上睑挛缩、眼裂增大、瞳孔扩大,巩膜外露,患者向下看时,上睑下降迟于眼球,向上看时,眼球上升迟于上睑(睑延迟及眼球延迟)。眼球运动是快速的痉挛性的,轻微闭合的眼睑可有震颤。此型眼征在Craves病治愈后大多可恢复正常。②浸润性突眼,又称恶性突眼。这是一种与甲状腺激素密切相关的眼自身免疫性疾病。眼球突出明显,睡眠时眼睑不能闭合,眼肌麻痹引起向上凝视、聚合障碍及复视;有怕光、见风流泪等角膜刺激症状,严重的可发生角膜干燥甚至溃疡、感染,球结膜充血水肿。突眼多为双侧,但可不对称,多与甲状腺功能亢进同时发生,但亦可在甲状腺功能亢进症状出现前或治疗后出现。突眼的病理特征是眼球后脂肪组织和肌肉的水肿、肥厚,及有显著的淋巴细胞浸润和亲水性黏多糖沉积。突眼的机制尚不十分清楚,目前认为突眼的病理变化是由TSH分泌增多所致。

(3)其他表现:由于多汗和皮肤血管扩张,甲状腺功能亢进患者皮肤温暖而潮湿,手掌常为红色。多数患者的头发细而柔软,指甲质地变软,远侧与甲床部分松离。5%~10%的患者发生皮肤病变,主要有皮肤和甲床色素沉着,具有特征性骨改变的指(趾)杵状变;30%患者可有胫前黏液性水肿,表现为双侧小腿前方下段和足背的皮肤暗红色、粗糙、变韧,形成大小不同的片状结节,含有黏多糖沉积。偶尔皮肤损害可发展到面部、肘及手背部。

(二)其他甲状腺功能亢进临床表现

1.继发性甲状腺功能亢进临床表现

继发性甲状腺功能亢进与原发性甲状腺功能亢进的症状大致相似,包括代谢增强、脉率增快、食欲亢进、情绪激动等,但两者在发病原因上不同,临床表现也有一定的差异。

继发性甲状腺功能亢进好发年龄在40~50岁,男性的患病率较女性为低。单发结节相对较多发结节继发甲状腺功能亢进机会多,两者之比约为3:2。在甲状腺肿流行区,结节直径>3 cm者,只要有足够时间终将继发甲状腺功能亢进,故本病在地方性甲状腺肿的流行区发病率高于非流行区。

患者比较安静,少见易激动、手震颤,甲状腺功能亢进表现比原发性甲状腺功能亢进轻,但实际的BMR往往比估计的要高。本病主要危害心脏,常有心脏肥大、心律不齐、心房颤动甚至充血性心力衰竭等表现,有时心脏症状为本病的唯一表现。继发性甲状腺功能亢进很少有突眼症状。抗甲状腺药物对继发性甲状腺功能亢进治疗效果不如原发性甲状腺功能亢进有效。而手术切除效果较原发性甲状腺功能亢进为佳,手术后症状很少复发。继发性甲状腺功能亢进并发甲状腺癌的机会也较原发性甲状腺功能亢进多见,一般估计,在非地方性甲状腺肿流行区,原发性甲状腺功能亢进的癌变率仅为0.1%,继发性甲状腺功能亢进的癌变率则为0.9%,但在地方性甲状腺疾病的流行区,继发性甲状腺功能亢进的癌变率可高达10%。

2.高功能腺瘤的临床表现

本病好发于40岁以上的女性,男女之比为(1:5)~(1:10),患者往往有长期甲状腺结节病史,早期多无症状,或仅有轻微的心悸、消瘦、乏力。随着病情的进一步发展,逐渐出现不同程度的甲状腺高代谢症状,患者中具有甲状腺功能亢进症状者约占50%,个别患者可以由无症状而突然发生甲状腺危象。患者一般无突眼表现。

3.T3型甲状腺功能亢进临床表现

T3型甲状腺功能亢进多见于女性,男女比例约为1:9,发病年龄无明显差异。部分患者有甲状腺功能亢进症状,但表现均较轻。甲状腺多发生肿大,可伴有多发性结节或单一性甲状腺结节,也可为弥散性甲状腺肿大。患者可有突眼表现,并随病情进展加重。有时甲状腺癌也可引起T3型甲状腺功能亢进。

4.老年人甲状腺功能亢进临床表现

老年人甲状腺功能亢进占全部甲状腺功能亢进的10%~17%,多缺乏典型临床表现,有些人甚至和成年人甲状腺功能亢进表现完全相反,常见类型为淡漠型。女性较男性多见,甲状腺多不肿大或仅有轻度肿大,肿大者仅占1/3左右。患者很少有突眼表现;老年人甲状腺功能亢进患者中约80%有不同程度的心血管异常,40岁以上1/3的患者有甲状腺功能亢进心脏病,多伴有阵发性或持续性房颤,心律失常和心功能不全较多见。老年患者淡漠型甲状腺功能亢进较常见,占老年人甲状腺功能亢进的20%,表现为表情淡漠,很少有神经过敏、易兴奋、畏热多汗等成人甲状腺功能亢进的典型表现,有的患者表现为多疑或原发性精神病。老年甲状腺功能亢进者中,食欲亢进者少,表现厌食、消瘦者多。50%~60%食欲减退,食欲亢进者仅占9.5%,约有30%患者伴有腹泻、便秘等,易被误诊为消化系统疾病或肿瘤。

5.儿童甲状腺功能亢进表现

多为慢性起病,一般病程3~6个月,常以记忆力差、学习成绩下降为首要症状,轻度情绪异常。往往双眼突出,甲状腺肿大时才就诊。临床表现为基础代谢率增高,食欲亢进,易饥饿,大便次数增多,为每天2~4次;心悸,心率增快,脉压大,心脏轻中度增大,可闻及收缩期杂音,有时可有心律失常;情绪不稳定,兴奋,多语,脾气急躁,汗多;肌麻痹少见;多有轻中度突眼,很少恶性突眼;甲状腺多为轻中度弥散性肿大,质地柔软,表面光滑。新生儿甲状腺功能亢进是由于母亲患甲状腺功能亢进影响胎儿,多为暂时性,大多在3个月内缓解,可有突眼、甲状腺肿大、易激惹、皮肤潮红、心率增快、呼吸次数增多、血中T4浓度增高等表现。

三、外科治疗

(一)外科治疗原则

1.适应证

临床上应根据患者的具体情况做出合理的治疗方案,甲状腺功能亢进外科手术指征:①患者长期药物治疗效果欠佳或反复发作,或出现严重药物不良反应而又不适合或不愿意行放射性[131]I治疗。②伴巨大甲状腺肿或有压迫表现或胸骨后甲状腺肿。③伴有甲状腺结节,疑有恶变。④碘甲状腺功能亢进,药物治疗效果欠佳,放射性^{131}I治疗亦往往难以奏效。⑤伴重度甲状腺功能亢进眼病,甲状腺也较大。此时^{131}I治疗可能加重甲状腺功能亢进眼病,故多数学者主张经抗甲状腺功能亢进药物控制症状后,采用手术治疗,认为甲状腺全切除优于甲状腺次全切除,因前者可避免甲状腺功能亢进复发。⑥对妊娠的甲状腺功能亢进患者,若较大剂量的抗甲状腺功能亢进药物(如PTU>400 mg/d)方能维持甲状腺功能正常,则应于妊娠中期采取手术治疗。⑦甲状腺功能亢进合并原发性甲状旁腺功能亢进者,手术治疗可同时治愈甲状腺功能亢进及甲状旁腺功能亢进。

2.禁忌证

在以下情况存在时应尽量避免外科手术:①既往曾行甲状腺手术(因再次手术产生并发症的危险性增大)。②青少年患者。③老年患者或伴有严重心、肺疾患的患者。④恶性突眼者。⑤妊娠早期及晚期(因麻醉及手术可诱发流产或早产)。⑥当地缺乏有经验及技术熟练的甲状腺外科医生。

外科医生在决定甲状腺功能亢进患者的治疗方案时,必须综合考虑上述多方面的因素,以选择出最适合于患者的个体化治疗方案。

(二)手术前的准备

充分做好术前准备,才能确保患者在术中、术后的安全。不论是何种原因引起的甲状腺功能亢进,术前均应行全身检查,包括心、肺、肾及血液检查,确定有无其他器官的疾病,绝对不能在甲状腺功能未恢复正常时进行手术,因为在高代谢的情况下施行手术是很危险的,发生甲状腺危象的可能性将会大大增加。

1.术前检查

(1)基础代谢率(BMR)的测定:患者手术前做BMR的测定,以便了解患者甲状腺的功能状态。可根据脉压和脉率计算,或用基础代谢测定器测定。后者较可靠,前者简便易行。常用公式:基础代谢率(%)=(脉率+脉压)-111 或基础代谢率(%)=(0.75×脉率+0.74×脉压)-72。

(2)喉镜检查,了解声带功能。

(3)颈部摄片,了解气管有无移位或受压,还可以了解甲状腺的下界是否延伸入胸骨后。

(4)气管软化试验,了解气管有无软化,判定术中、术后气管塌陷的可能性。

(5)心电图或心脏超声检查,了解有无心律失常或心力衰竭。

2.思想准备

手术前患者往往存在各种思想顾虑,甲状腺功能亢进患者尤为突出,甲状腺功能亢进患者的情绪易波动,容易发怒、激动及吵架。因此,工作人员要对患者关心、体贴与谅解,加强心理护理,多做解释说服工作,说明手术的目的,争取良好的配合,必要时给予镇静剂,以稳定情绪。想方设法为患者解除困难,避免各种不良刺激,使患者解除思想顾虑,并能积极配合治疗。

3.药物准备

甲状腺功能亢进患者在高代谢情况下进行手术危险性很大,有可能在术后发生难以控制的出血和重要组织的损伤,甚至发生甲状腺危象,造成术后死亡,故周到的术前准备、完全控制甲状腺功能亢进症状是保证手术顺利进行和预防并发症的关键。术前准备的方法有多种,基本药物是碘剂,可根据患者具体情况联合其他药物。术前的准备应达到以下条件:①血清检测证实甲状腺功能恢复正常。②患者情绪稳定,体重增加。③甲状腺缩小、变硬,杂音消失。④脉搏平稳,心率80~90次/min,脉压正常。⑤甲状腺彩色多普勒能量图上"火海征"减弱或消失。

甲状腺功能亢进患者甲状腺血运丰富,术中易造成大出血。目前多主张术前口服复方碘溶液,使甲状腺变硬和缩小,以便术中操作,减少术中出血及误伤。术前常用的口服剂为复方碘化钾溶液,即 Lugol 液,Lugol 液的配方为碘酊 5 g,碘化钾 10 g,加蒸馏水 100 mL。术前 2～3 周开始服用,开始时每次 8 滴,每天 3 次,以后每天每次增加 1 滴,直至每次 15 滴,然后维持此剂量至手术日。也可开始时即每次 10 滴,每天 3 次,10～14 天后手术。由于碘剂抑制甲状腺激素释放的作用是暂时的,故服碘时间不能过长,时间过长时,储存在甲状腺内的甲状腺球蛋白可能大量分解,反而使甲状腺功能亢进症状再次出现,甚至更重,临床称之为"反跳现象"。如服碘后,未能按期手术,患者必须重新开始抗甲状腺药物治疗。

四、护理观察要点

1.术前
(1)体温、脉搏、呼吸和血压及基础代谢率变化。
(2)服用碘剂后的变化。
(3)患者的情绪变化。
2.术后
(1)注意观察呼吸道是否通畅,有无呼吸困难和窒息;刀口有无渗血;有无喉返神经和喉上神经损伤的症状,如声音嘶哑或失音、饮水呛咳等症状。
(2)甲状腺危象的观察,多发于术后 12～36 h。如有高热、脉搏快而弱、烦躁、大汗、谵妄,甚至昏迷,常伴有呕吐、腹泻。
(3)有无低血钙的表现,如面部、唇及手足部的针刺感、麻木和强直等。

五、主要护理问题

(1)疼痛:与手术伤口有关。
(2)生活自理能力部分缺陷:与伤口位置有关。
(3)营养失调——低于机体需要量:与基础代谢率高、机体营养消耗过大有关。
(4)有窒息的危险:与切口出血、气管塌陷、喉头水肿、分泌物阻塞气道有关。
(5)潜在并发症——甲状腺危象:与术前准备不充分、手术创伤有关。
(6)潜在并发症——低血钙症:与手术误伤甲状旁腺及术后甲状旁腺血液供应不足有关。

六、护理措施

1.术前护理
(1)每日测定基础代谢率,可了解甲状腺的功能状态,避免在基础代谢率高的情况下手术。
(2)术前服用碘剂(卢戈液),以减少甲状腺充血,使腺体缩小变硬,减少术中及术后出血。术前 2 周开始服用,从每日 3～5 滴开始,每日 3 次。每次增加 1 滴,直至每次 16 滴后维持此量。如有胃肠道症状可在进餐时与食物同食。注意用药后反应。
(3)体位训练:患者取仰卧位,用枕头垫高肩背,头向后仰,每日练习 2～4 次,直至可维持此体位 2～3 h。目的是训练患者适应手术体位,以防术后头痛。

(4)护士应关注患者情绪变化,避免情绪过度激动,影响基础代谢率的测定。稳定的情绪是术前准备的必要条件。

(5)心理护理:为患者做好术前解释工作,以消除其顾虑,缓解紧张情绪;多卧床休息,减少活动;保持室内安静,减少各种刺激,使患者身心处于准备手术的最佳状态。

(6)急救物品准备:床旁备气管切开包、手套、纱布、12号针头、气管插管盘、咽喉镜、手电筒、氧气、吸痰器等,以备患者术后出血引起窒息时抢救用。

2.术后护理

(1)卧位:全麻清醒后患者应行半卧位,以利呼吸和切口渗液引流。

(2)观察生命体征:每4 h为患者测量体温、脉搏、呼吸、血压1次,患者出现高热、脉搏每120次/min时,应报告医师检查处理。

(3)指导患者进食温流质饮食,避免进甜食以免增加呼吸道分泌物。

3.并发症的观察及处理

(1)切口出血:①观察切口敷料是否有渗血。②观察颈部切口周围有无逐渐肿大,颈部皮肤肌张力是否逐渐增高。如有则表示有出血现象,应立即报告医师,拆除缝线、取出血块、止血,否则有发生窒息的危险。如情况紧急、为争取时间,也可将粗针头(12号)刺入气管,保证患者气道畅通,防止窒息,然后再进行其他处理。

(2)呼吸困难:出现这种情况如抢救不及时,往往导致患者死亡。护士在巡回时,应严密观察呼吸、脉搏、血压及伤口渗血情况。如发现患者有颈部紧压感、呼吸费力、气急烦躁、心率加速、发绀等应紧急处理,包括立即检查伤口,排除出血压迫。术后痰多而不宜咳出者,应做好保持呼吸道畅通的护理,帮助和鼓励患者咳痰或做雾化吸入。

(3)喉返神经损伤:鼓励术后患者发音,注意有无声调降低或声音嘶哑,及早发现喉返神经损伤的征象,安慰患者一般多为暂时性,经理疗等处理3~6个月可恢复。

(4)喉上神经损伤:患者饮水时易发生误咽和呛咳,注意进食过程中的观察,鼓励患者进食固体类食物。

(5)手足抽搐症:为甲状旁腺被误伤或切除而使血钙降低引起。在护理过程中,患者的饮食要适当控制,限制含磷较高的食物,如牛奶、瘦肉、蛋黄、鱼类等。症状轻者可口服葡萄糖酸钙或乳酸钙。

(6)甲状腺危象:多发生在术后12~36 h内,表现为高热、心率快、烦躁不安、多汗、呕吐、腹泻、谵妄以至昏迷。护士对上述症状密切注意,定时巡回,严密观察,一旦出现上述症状,应给予物理降温、给氧、静脉输入葡萄糖液并加入碘剂、氢化可的松。

(7)观察疗效:患者术后遵医嘱继续服用碘剂治疗,并根据患者病情改变用药剂量,注意观察用药后疗效及反应。

第三节 甲状腺肿瘤

一、甲状腺乳头状癌

甲状腺乳头状癌(PTC)是最常见的甲状腺恶性肿瘤,占甲状腺癌的50%~90%。在美国>1 cm乳头状癌发病率为5/10万,<1 cm的微小癌发病率为1/10万。世界不同地区尸检甲状腺乳头状癌发生率为4%~36%,我国微小癌多在因良性肿瘤手术或体检时偶然发现,表明甲状腺乳头状癌恶性程度低,可以长期处于隐匿状态,而不发展为临床肿瘤。

(一)临床表现

甲状腺乳头状癌患者以女性多见,男性与女性之比为1:2.9,年龄6~72岁,中位年龄36岁,20岁以后患者明显增多,50岁以后患者明显减少,年轻女性患者预后明显好于年长者。

患者多以颈部无痛性肿块(甲状腺肿块或淋巴结肿大)就诊。由于甲状腺乳头状癌恶性程度低,肿块生长慢,多无不适。病史可数月至数年,甚至长达数十年。大多数肿瘤直径1~4 cm,质硬,不规则,边界不清楚,无压痛,活动度尚好,少数与气管粘连固定。部分患者肿块呈囊性,易误诊为良性病变。乳头状癌多单发,少数呈多个病变,并可累及峡部或对侧。部分患者可以出现局部压迫和浸润现象,出现声嘶和(或)呼吸困难。1/3的患者存在颈淋巴结肿大。

详细的病史采集和体格检查对诊断有很大的帮助,在病史采集中需要和以下疾病鉴别:①桥本甲状腺炎:甲状腺多呈弥漫性、对称或不对称肿大,质地较硬;②亚急性甲状腺炎,多为一侧甲状腺肿块,质硬,伴疼痛和压痛。

甲状腺乳头状癌的临床分期除依据TNM外,还需依据患者年龄是否>45岁而定,因为年龄越大预后越差。当患者年龄<45岁,任何T,任何N,M0时,为Ⅰ期;M1时,为Ⅱ期。当患者年龄≥45岁,T1、N0、M0时,为Ⅰ期;T2~4、N0、M0时,为Ⅱ期;任何T、N1、M0时,为Ⅲ期。任何T,任何N,M1时,为Ⅳ期。

(二)辅助检查

1.细针吸取细胞学检查

细针吸取细胞学检查常作为甲状腺结节鉴别诊断的首选方法,诊断的敏感性和特异性高达90%以上。操作简单、安全,并发症少。细胞学诊断的前提是要获取足够诊断性的细胞,对囊性或混合性肿块须穿刺于囊壁实性组织中,吸取细胞,也可用粗针抽净囊内液体,通过离心或纱布过滤收集其中组织细胞。有时也用传统带芯粗针穿刺活检以获取组织行病理检查,提高诊断的准确性,由于出血、喉返神经损伤和肿瘤播散等并发症较多,粗针穿刺活检运用受到限制。对那些诊断不明确的患者,应结合临床检查,对低危患者密切观察随访,对高危患者行术中快速病检。

2.超声

超声检查简捷、方便、无损伤。乳头状癌有其特征性声像图,对有经验的超声诊断医师,诊断率可达80%。乳头状癌可表现为实性恶性病变,声像图呈现边界不清楚,形态不规则、回声不均质的肿块,可伴点状或颗粒状钙化斑,部分患者有小无回声液化区。囊性和实性的混合病变,可以是良性病变如腺瘤囊内出血和乳头状囊腺瘤,也可以是恶性病变,常见于甲状腺乳头状癌。后者常呈边界不清楚,形态不规则,一个或多个液化区,无回声区内有强回声突起,实性区不均质,可有微小钙化斑点。

甲状腺癌彩色多普勒血流成像表现形式多样,肿瘤周边见较丰富血流,可见小动脉血流进入肿瘤内。

3.甲状腺影像学检查

甲状腺组织能特异摄取^{131}I及99 mTc,通过单光子发射型计算机断层摄影术(SPECT)显示甲状腺的位置、形态大小及甲状腺内放射性分布情况,判断甲状腺病变。由于甲状腺结节与周围正常甲状腺组织摄取放射性核素能力不同,甲状腺癌的摄取能力很低,通常表现为冷结节或凉结节。然而许多良性结节如甲状腺腺瘤囊性变、囊内出血和亚急性甲状腺炎急性期也可呈冷结节。因此,不能单纯根据甲状腺核素显影的结果判断甲状腺结节的性质。

4.甲状腺功能检查

甲状腺功能检查包括测定血清TSH、T3和T4。甲状腺癌的患者,很少有TSH、T3和T4异常,但TSH异常也不能完全排除甲状腺结节是癌的可能性。有时淋巴细胞性甲状腺炎表现为一侧甲状腺质硬肿块,易与甲状腺癌混淆。血TG和TM抗体水平检查有助于淋巴细胞性甲状腺炎的诊断。

5.核素检查

滤泡细胞来源的甲状腺癌能产生过量的Tg并向血循环增加释放储存的Tg。但许多甲状腺良性肿瘤和疾病也有血清中Tg升高。所以Tg不能作为特异性肿瘤标志物用于甲状腺结节的定性诊断。Tg主要用于滤泡和乳头状甲状腺癌全甲状腺切除术后的检查。通常甲状腺全切或残余腺体^{131}I内切除后,甲状腺体已不存在,血清中不再出现Tg,若测得Tg升高,表明体内癌复发或转移。如行^{131}I全身显像检查为阴性,可进一步行PET(正电子放射断层成像)检查,对PET阳性者转移灶须经CT或者MRI证实后给予外放疗。患者口服左甲状腺素时,测得Tg阴性,不能说明肿瘤不存在(因TSH的含量对Tg的测定有明显影响)。对腺叶切除的患者,动态观察Tg,若逐渐上升,应警惕癌的复发或转移。

6.X线、CT、磁共振检查

这些检查均有助于甲状腺癌的诊断以及详细了解肿瘤侵犯周围器官和远处转移的情况。

7.病理活检

对诊断不明可切除的甲状腺结节,可行腺叶或部分腺叶切除,术中冷冻切片。有时也取颈部转移淋巴结和甲状腺外浸润的癌组织做冷冻切片,确定组织类型,判断原发部位。甲状腺肿块部分切除不宜采用,易发生出血和肿瘤播散,对巨大甲状腺肿块无呼吸困难者,可谨慎行针吸活检。

(三)治疗

甲状腺乳头状癌生长缓慢,但仍属致命性疾病,病变大多局限于颈部,治疗以手术为主。首次治疗恰当,可提高治愈率。

目前,对甲状腺乳头癌的手术范围仍存在争议。如全甲状腺切除或近全甲状腺切除和选择性颈淋巴清除适应证问题,影响其决定的因素有性别、年龄、病变大小及数目、部位、腺外侵犯程度等,原发癌及颈部淋巴结转移的治疗有外科治疗、^{131}I治疗、外放射治疗及内分泌治疗。

二、甲状腺滤泡癌

甲状腺滤泡癌(FTC)较乳头状癌少见,占分化型甲状腺癌的5%~10%。本病多见于碘缺乏地区,随着食物中供碘的改善、诊断标准的改变及乳头状癌发病的增加,近年来滤泡癌有减少的趋势。

(一)临床表现

滤泡癌可以发生于任何年龄,以50岁左右居多,比乳头状癌发病年龄平均高10岁。男女之比为1:2.2,患者多以甲状腺无痛性肿块前来就诊。病史可达数月或数年,肿块生长慢,大小一般为数厘米,比乳头状癌稍大。除岛状癌外,颈部淋巴结转移少见,不足5%。少数患者以肺或骨转移前来就诊。一般报告远处转移率为15%左右。

(二)辅助检查

穿刺细胞学检查不能鉴别滤泡腺瘤和高分化滤泡癌,诊断主要依靠病理检查确诊。超声和^{131}I检查对较早期滤泡癌无特异性。^{131}I检查主要用于术后了解残余甲状腺和转移灶摄碘情况,有助于^{131}I的治疗。Tg测定可用于术后随访,滤泡癌术后Tg应恢复正常,随访中当Tg出现升高,常提示癌转移或复发。广泛浸润型滤泡癌病理诊断并不难,对微小浸润型滤泡癌的诊断,则需在可疑肿瘤周边多取材,并仔细观察确定是否有血管侵犯及包膜是否完整。最近有人应用单克隆抗体Mo-Ab47对标本行甲状腺过氧化酶(TPO)免疫组化检查,有助于滤泡腺瘤和滤泡癌的鉴别。滤泡癌颈部淋巴结转移的诊断需排除滤泡型乳头状癌;勿误诊为异位滤泡腺瘤。

(三)治疗

原发灶的治疗基本上同乳头状癌。对于体积较大和伴血管侵犯的滤泡癌、嗜酸细胞型滤泡癌或岛状癌和年龄>50岁患者行近全甲状腺切除还是必要的,有利于^{131}I治疗。

颈淋巴结的处理与乳头状癌不同,滤泡癌淋巴结转移少见(岛状癌除外),一般不做选择性颈清术,除非颈部出现淋巴结转移。

三、甲状腺髓样癌

甲状腺髓样癌(MTC)最早由Hazard于1959年所描述,源于甲状腺滤泡旁细胞即C细胞恶性肿瘤。C细胞为神经内分泌细胞,属APUD细胞,其主要特征为分泌降钙素及多种物质,包括癌胚抗原,并产生淀粉样物。甲状腺髓样癌较少见,占甲状腺癌的3%~10%,属中度恶性。

(一)分类和临床表现

本病除合并内分泌综合征者外,一般临床表现与其他甲状腺癌相似,表现为生长缓慢的颈部肿块,包括颈淋巴结的肿大和质硬的甲状腺肿块,有时以远处转移为首发症状。

根据临床特征,本病分为散发型和家族型两大类,后者又分多发性内分泌瘤2A型(MEN2A)、MEN2B型及不伴多发性内分泌瘤的家族性甲状腺髓样癌。散发型占80%~90%,年龄在50岁左右,病变多为单发;10%~20%为家族型,大多年龄较小,在20岁左右,病变为两侧多发,诊断时颈淋巴结转移较少,且预后较好。肿瘤可侵犯甲状腺的其他部分及颈淋巴结转移,也可通过血液转移到肺、骨和肝脏。

1.MAN2A 型

由 Simple 首次描述,较多合并单或双侧嗜铬细胞瘤及甲状旁腺功能亢进症,患者多有家族史,检测血清降钙素,是 C 细胞增生阶段就可早期检测到甲状腺髓样癌的存在。嗜铬细胞瘤常为双侧且分泌儿茶酚胺。在髓质细胞增生阶段较少出现临床症状,当儿茶酚胺分泌异常增高时,才会出现心悸、神经质症状发作、出汗、头痛等症状,伴肾上腺素分泌增多。甲状旁腺功能亢进 10%～20% 有明显症状,较少形成腺瘤。本型可合并皮肤苔藓淀粉样变,多发于家族性患者,在出现甲状腺髓样癌之前,在患者背部皮肤发生苔藓淀粉样变,有痒感,可作为复发的标志。

2.MAN2B 型

1966 年首先由 Williams 描述,为甲状腺髓样癌合并嗜铬细胞瘤及多发神经节瘤综合征,为常染色体显性遗传病。多发神经节瘤综合征,包括舌背或眼结膜神经瘤、唇变厚、marfanoid 体型及胃肠道黏膜多发神经节瘤等。甲状腺髓样癌合并 MAN2B 型,一般较 2A 型进展快,转移早,易扩展到颈部以外组织。病变组织中淀粉样沉积物较少。原发癌多为双侧,约半数并发双侧嗜铬细胞瘤。

除此之外,甲状腺髓样癌患者可见合并一些其他与内分泌有关的症状,如腹泻及库欣综合征等。有 20%～30% 的本病患者有顽固性的腹泻,发生转移者则超过 40% 有腹泻,多为水样腹泻,每日数次乃至十余次,腹泻时伴面部潮红、心悸等。肠吸收功能一般不受影响。腹泻与肿瘤生长关系密切,肿瘤彻底切除后,腹泻消失,出现复发或转移时,腹泻又出现。甲状腺髓样癌合并库欣综合征较少见,其表现同其他 APUD 的异位肿瘤一样。腹泻可能由肿瘤分泌前列腺素、肠肽或 5-羟色胺引起。库欣综合征与肿瘤分泌 ACTH 有关。髓样癌细胞能产生降钙素,但血钙降低不甚明显,难以查出,为甲状旁腺代偿所致。

(二)辅助检查

1.基因检测

在有家族型髓样癌或 MEN-2 家族史的患者中,超过 90% 存在 10 号染色体短臂的原癌基因(RET)突变,此项监测准确性高,并已应用于临床。RET 突变阴性可免行其他检查。文献报道对遗传型 MTC 家庭成员必须进行 DNA 检测,一旦 RET 有突变都必须及早行预防性手术,因为,有研究显示突变 RET 基因携带者预防性手术至少示 C 细胞增生(MTC 癌前病变)。至于突变 RET 基因携带者发展成 MTC 的年龄,比例有差异,多数研究认为突变基因携带者 95%～100%,将发展成 MTC,年龄一般在 30 岁以前,同时研究也认为散发型 MTC 中有 7%～20% 患者为遗传型 MTC,因此散发型 MTC 也应检测 RET 原癌基因。高危人群的基因测定能排除降钙素激发试验假阳性的干扰,确认降钙素不升高的 MTC 患者,克服降钙素测定在观察遗传型 MTC 亲属高危人群的局限性。

2.血清降钙素测定

放免法测定血清降钙素值对诊断及随访甲状腺髓样癌非常重要。甲状腺髓样癌 1/3～2/3 的患者基础血清降钙素增高。激发测定可提高阳性率,用钙盐或五肽胃泌素静脉注入以激发降钙素的分泌,甲状腺髓样癌患者在 1～3 min 内出现高峰。一般正常人血降钙素低于 0.1～0.2 ng/mL,如超过 0.6 ng/mL,则应考虑 C 细胞增生或甲状腺髓样癌。测定降钙素可以证实术前诊断,评估疾病预后,以及肿瘤切除术后的残留和复发。所有临床上证实为散发性甲状腺髓样癌患者基础降钙素水平都升高。

3.癌胚抗原测定

对甲状腺髓样癌无特异性,但90%的甲状腺髓样癌患者高于正常值,随着疾病的发展,癌胚抗原与降钙素不断增高。有报告术后癌胚抗原的水平比降钙素更能反映肿瘤残留和复发。所以CEA可以作为辅助诊断及观察治疗效果之用。

(三)外科治疗

1.散发型甲状腺髓样癌的外科治疗:甲状腺髓样癌绝大多数是散发型,其中大多为单侧发生,双侧发生率为5%~30%,可施行患侧甲状腺叶合并峡部切除术,但术中要探查对侧腺体,倘发现多癌灶,则行肿瘤与部分腺体一并切除。要注意保留甲状旁腺。如术中发现颈淋巴结转移,则行颈淋巴结清扫。

2.家族性甲状腺髓样癌的外科治疗

(1)预防性手术:遗传型MTC家属中RET原癌基因突变者,90%以上以后要发展成MTC,因此,一旦检测RET阳性则需早期预防性手术以提高疗效。一般认为甲状腺无病灶,降钙素正常者在6岁时行全甲状腺切除术。当甲状腺有病灶,或有降钙素升高者或年龄>10岁时应行全甲状腺切除+中央区淋巴结清扫,不必行颈淋巴结清扫术,因为基因携带者在10岁前很少有颈淋巴结转移。自15岁起颈淋巴结转移率明显升高,因此,当患者>15岁,有降钙素增高,或怀疑颈淋巴结转移者应行全甲状腺切除+中央区+双颈淋巴结清扫术。对于MEN2B,已经发现有侵袭性MTC发生于初生婴儿,因此有研究认为不受年龄限制,一旦确诊尽早行全甲状腺切除术。

(2)家族性甲状腺髓样癌患者几乎都是多中心和双侧的。如手术过于保守,则复发率很高。因此,国内外较多学者主张对甲状腺髓样癌患者应行全甲状腺切除或近全切除术。保留甲状旁腺。对家族性患者,即使对侧触不到肿块,也可能有C细胞增生,主张行患侧腺叶峡部及对侧甲状腺上2/3切除,保留甲状旁腺。对家族性患者,术前应查明有无合并嗜铬细胞瘤,如有合并,应先予切除,再行甲状腺手术。家族性患者,即使术前未发现甲状旁腺功能亢进症状,术中也应探查双侧甲状旁腺,如发现肿大,应一并切除。如多个甲状旁腺均有肿大,可只留下一个的1/4。

四、护理

(一)术前准备

(1)按外科一般术前护理常规。

(2)甲状腺功能亢进者术前准备:

1)口服复方碘溶液,从5滴开始,每日增加1滴至15滴,3次/d;或者10滴3次/d,连续服2周。

2)口服普萘洛尔(心得安)10~20 mg,每日3次,脉搏小于60次/min者,停服1次。

3)测定基础代谢率,控制在正常范围。

4)保护突眼,白天用墨镜,睡眠时涂眼药膏。

5)高热量、高维生素饮食。

6)术前用药禁用阿托品。

(3)让患者了解术中体位,并指导患者做颈部固定身体活动的练习,以适应术后的需要。

(4)准备气管切开包、小沙袋、无菌手套、氧气、吸引器。

(二)术后护理

1.病情观察

(1)密切监测患者生命体征：包括体温、脉搏、呼吸、血压，每30分钟至1小时测量一次，待生命体征平稳后，可适当延长测量间隔时间，但不应超过2~4小时，详细记录各项数据，以便及时发现异常情况。

(2)观察患者颈部伤口情况：注意有无渗血、渗液，若发现伤口敷料有渗血，应立即通知医生，及时更换敷料并评估出血量。同时，观察伤口周围皮肤有无红肿、疼痛加剧等感染迹象，如有异常及时处理。

(3)注意患者声音变化：甲状腺肿瘤手术可能会损伤喉返神经，导致声音嘶哑等情况。术后要询问患者发音情况，观察有无声音改变，若出现声音嘶哑、饮水呛咳等症状，及时报告医生，以便进一步评估和处理。

(4)观察患者有无呼吸困难的表现：如呼吸急促、费力、发绀等，这可能是由于伤口出血压迫气管或喉头水肿等原因引起，一旦出现上述症状，应立即通知医生，并做好紧急处理准备，如准备气管切开包等。

2.饮食护理

术后第1日可进温冷流食，如冷果汁、米汤、酸奶等，禁忌过热饮食，避免过热饮食引起血管扩张出血，以后逐步过渡为半流食及软食。

3.体位与活动

全麻术后，患者未清醒前给予去枕平卧位，头偏向一侧。患者麻醉清醒后、生命征平稳可取半卧位，以利于呼吸及引流。术后病情稳定，指导患者早期进行床上主动、被动活动。指导患者头颈部处于舒适体位，24 h内减少颈部活动，减少出血。术后第1日视患者情况指导下床活动，循序渐进。活动时，固定好导管，防止跌倒。在改变体位、咳嗽时可用手扶持头部，保护切口两侧，以减轻疼痛。

4.专科护理

(1)病情观察：密切监测生命体征，了解患者的发音和吞咽情况，判断有无呼吸困难、声音嘶哑、音调降低、误咽、呛咳等。床旁备切开包，如发现颈部迅速肿大、烦躁、呼吸困难等症状，应及时通知医生处理。

(2)伤口护理：保持切口敷料整洁，观察伤口渗血情况。如伤口渗血，及时更换敷料，估计并记录出血量。

(3)引流管护理：引流管妥善固定，防止引流管受压、扭曲、滑脱。保持引流管持续负压吸引状态，定时挤捏引流管，保持通畅。观察并记录引流液的颜色、性质、量。

(4)功能锻炼：头颈部在制动一段时间后，可开始逐步练习活动，促进颈部功能恢复。颈淋巴结清扫术者，斜方肌不同程度受损，故切口愈合后应开始肩关节和颈部的功能锻炼，随时注意保持患肢高于健侧，以防肩下垂。

5.心理护理

甲状腺癌患者术后存在不同程度的心理问题，指导患者调整心态，正确面对现实，积极配合治疗。

6.健康指导

(1)甲状腺全切者应遵医嘱坚持服用甲状腺素制剂,以预防肿瘤复发。术后需进行放射治疗者,应遵医嘱按时治疗。

(2)继续肩关节和颈部功能锻炼,防止切口粘连及瘢痕收缩。

(3)定期随访,复查颈部、肺部及甲状腺功能等。若发现结节、肿块或异常应及时就诊。

(三)甲状腺手术并发症的预防及护理

1.术后出血

多发生在术后48 h内,是术后最危急的并发症。主要由于止血不彻底、不完善或因结扎线脱落引起。术后咳嗽、呕吐、过频活动或谈话是出血的诱因。①术中采用先结扎后缝扎,杜绝止血不彻底、不完善或结扎线脱落的现象。缝皮前将"甲状腺简易负压引流装置"放于创腔的最低处,以利引流和准确记录。②术后让血压平稳,患者取半坐卧位,严密观察脉搏、呼吸、血压的变化,有无发生呼吸困难和窒息。③观察颈部是否迅速增大,切口敷料有无渗血。④指导患者使用正确的咳嗽方法,针对不同原因引起的呕吐进行相应处理,限制探视,让患者尽量使用手势或书写等方法沟通,以减少出血的发生。

2.甲状腺危象

主要由于术前准备不足,甲亢症状未能很好控制。本组1例患者因个人原因急于手术,术前服药时间短,术后25 h发生危象。①术前稳定患者情绪,减少心理刺激,充分了解其心理状况,针对性地解释、开导和安慰是预防甲状腺危象的关键。②术前常规给患者服2周芦戈氏液,对心率较快者,给予心得安,精神紧张者给安定及一些对症处理,使术前患者基本情况稳定,心率在90次/min以下,基础代谢率控制在适当范围内,腺体缩小变硬。③术后48 h内,应将体温控制在38℃以下,以物理降温为主,可用温水浴或温酒精擦浴。④危象发生时,临床表现主要为高热(可达40~42℃),脉快而弱(120次/min以上)、烦躁、大汗、谵妄、甚至昏迷。出现此情况应立即行物理降温,还可用冰水100~300 mL灌肠或冰水内加热药物保留灌肠,给予氧气吸入,静脉输入葡萄糖液,在严密监测的同时,根据医嘱给予口服复方碘化钾溶液,紧急时用10%碘化钠5~10 mL加入10%葡萄糖液500 mL中进行静脉滴注,氢化可的松200 mg或地塞米松20 mg加10%葡萄糖500 mL静脉滴注,心得安5 mg加入葡萄糖溶液100 mL中进行静脉滴注等。

3.喉返神经、喉上神经损伤

喉返神经、喉上神经损伤是甲状腺手术中严重的并发症。由术中操作不慎、牵拉或血肿压迫神经或直接挫伤引起。因癌肿较大、粘连,分离时牵拉致暂时性损伤,患者表现声音嘶哑,经针灸理疗、使用促进神经恢复的药物,3个月后逐渐恢复。1例甲亢患者术中结扎甲状腺上极血管造成损伤,患者术后饮水时发生呛咳、误吸现象,经治疗后自行恢复。①术中操作轻柔,力求保留腺体和后膜的完整、结扎上极血管时尽可能近腺体,且避免过分牵拉血管。②术后正确评估患者的声音,清醒后向患者提问,力求简短,并仔细注意其声音的改变,尽量避免过多说话。③保持呼吸道通畅,观察呼吸的频率、节律,有无呼吸困难、窒息等情况,床边放置拆线包、气切包、吸痰设备及急救药品,以备急救。④进食时特别是饮水时,观察有无发生呛咳、误吸等情况,协助患者坐起进食或进半流质固体食物,进食速度不宜过快。

4.手足抽搐

由于术中误切或挫伤甲状旁腺,以致出现低钙抽搐。多发生于术后1~3天。①仔细检查切下的腺体,若发现有甲状旁腺,立即移植于颈部肌肉层中。②定时巡回、严密观察,注意面部、口唇周围和手、足有无针刺和麻木感。③饮食适当控制,限制含磷较高的食物,如牛奶、瘦肉、蛋黄、鱼类等。给予患者高钙低磷食物,如绿叶蔬菜、豆制品和海味等,症状轻者,口服钙片和维生素 D_2,每周测血钙或尿钙一次,随时调整用药剂量,抽搐发作时,应立即静脉缓慢推注10%葡萄糖酸钙,以解除痉挛。

第六章 乳房疾病患者的护理

第一节 乳房解剖生理概要

成年女性乳房是两个半球形的性征器官,位于胸大肌浅面,约在第二肋骨和第六肋骨水平的浅筋膜的浅、深层之间。外上方形成乳腺腋尾部向腋窝伸延。乳头在乳房前方中央突起,周围的色素沉着区称为乳晕。

每个乳腺有 15~20 个腺叶,每个腺叶分成很多腺小叶,腺小叶由小乳管和腺泡组成,是乳腺的基本单位。腺叶、腺小叶与腺泡间均有结缔组织间隔。腺叶间上连皮肤与浅筋膜浅层,下连浅筋膜深层的纤维束称为 Cooper 韧带,亦称为乳腺悬韧带。每个腺叶有其单独的导管(乳管),腺叶和乳管均以乳头为中心呈放射状排列。小乳管汇至乳管,乳管开口于乳头,乳管靠近开口的 1/3 段略微膨大,是乳管内乳头状瘤的好发部位。

乳房的淋巴网十分丰富,其淋巴液的主要引流途径为:①乳房大部分淋巴液经胸大肌外侧缘淋巴管引流至腋窝淋巴结,再引流入锁骨下淋巴结;②部分乳房上部淋巴液可流入胸大肌、胸小肌间的淋巴结,再流入锁骨下淋巴结,继而汇入锁骨上淋巴结;③一部分乳房内侧淋巴液,经肋间淋巴管流向胸骨旁淋巴结;④经两侧乳房间皮下的交通淋巴管,一侧乳房淋巴液可流向对侧;⑤乳房深部淋巴网可与腹直肌鞘和肝镰状韧带的淋巴管相通,从而使淋巴液通向肝。

乳腺的生理活动受垂体前叶、卵巢及肾上腺皮质等分泌的激素影响。妊娠及哺乳时乳腺明显生长,腺管延长,腺泡分泌乳汁。哺乳期后,乳腺由于退化而处于相对静止状态。在月经周期的不同阶段,乳腺的生理状态在各激素影响下,呈周期性变化。

第二节 急性乳腺炎

急性乳腺炎是乳腺的急性化脓性感染,患者多是产后哺乳期的初产妇,往往发生在产后 3~4 周。

一、病因与发病机制

(一)乳汁淤积
乳头发育不良、乳汁过多或婴儿吸乳过少、乳管不通畅等原因都可引起乳汁的淤积。

(二)细菌侵入
致病菌主要为金黄色葡萄球菌。乳头破损或皲裂是使细菌沿淋巴管侵入感染的主要途径。细菌还可直接侵入乳管而致感染。6 个月以后的婴儿牙齿已萌出,易致乳头损伤而感染。

二、护理评估

(一)健康史
评估患者是否为初产妇,有无乳头发育异常的情况,哺乳是否正常。

(二)身体状况

1.局部表现

患侧乳房体积增大,局部红、肿、热、痛,触及压痛性包块。数天后形成脓肿,脓肿可以是单房或者多房,脓肿向外破溃,可见脓液自乳头或皮肤排出,深部脓肿可穿至乳房与胸肌间的疏松结缔组织中,形成乳房后脓肿。患侧腋窝淋巴结肿大、压痛。

2.全身表现

患者可有寒战、高热、脉率加快、食欲减退等症状。感染严重者可并发脓毒症。

(三)心理-社会状况

在发病期间因不能正常进行母乳喂养、疼痛、担心乳房的功能或形态的改变而产生焦虑、紧张的心理变化。

(四)辅助检查

1.实验室检查

血常规检查示白细胞计数及中性粒细胞比例升高。

2.诊断性穿刺

在乳房肿块压痛最明显的或波动最明显的部位穿刺,抽出脓液,并将脓液做细菌培养及药物敏感试验。

(五)治疗与反应

1.非手术治疗

脓肿未形成时应用抗生素,患侧乳房暂停哺乳并排空乳汁,局部理疗,药物外敷或热敷等。

2.手术治疗

乳房脓肿形成后及时行切开引流术。切口的选择因脓肿所在的部位不同而不同,乳房浅脓肿选放射状切口,乳晕脓肿沿乳晕周围弧形切口,乳房深部及乳房后脓肿,沿乳房下缘弧形切口。脓肿切开后分离脓肿的多房间隔膜以利引流,为保证引流充分,引流条应放在脓腔最低部位,必要时切口可做对口引流。

三、护理诊断及合作性问题

(1)体温过高:与乳房炎症反应有关。

(2)急性疼痛:与乳房炎症、肿胀、脓肿切开引流有关。

(3)知识缺乏:缺乏围产期乳房保健的有关知识。

四、护理目标

感染得到控制,体温降至正常;疼痛缓解或消失;了解围产期乳房保健的有关知识。

五、护理措施

(1)一般护理:给予患者高蛋白、高维生素、高热量、低脂肪、易消化的食物,保证充足水分的摄入,注意休息,适当运动。加强哺乳期乳房的清洁护理。

(2)病情观察:观察局部肿块有无变化,定时监测生命体征,并定时查血常规,了解白细胞计数及中性粒细胞比例的变化情况。

(3)**防止乳汁淤积**：患侧乳房停止哺乳，用吸乳器吸净乳汁；健侧乳房不停止哺乳，应注意保持乳头清洁，观察乳汁的颜色。

(4)**促进局部血液循环**：用宽松的乳罩托起乳房，局部热敷或理疗减轻疼痛，局部水肿明显者，用50%硫酸镁溶液外敷。

(5)**用药护理**：按医嘱，早期、足量应用抗菌药；局部金黄散或鱼石脂软膏外敷。

(6)**对症护理**：高热者给予物理降温，必要时按医嘱用解热镇痛药。

(7)**切口护理**：脓肿切开引流后，每天换药，保持引流通畅。

(8)**心理护理**：解释不能进行母乳喂养和疼痛的原因，让患者了解，炎症消退后，乳房的功能及形态均不会受到明显影响，消除患者的思想顾虑，保持心情舒畅。

六、护理评价

患者的乳房疼痛是否缓解；体温是否降至正常；是否掌握了排空乳汁和正确哺乳的方法。

七、健康指导

(1)**纠正乳头内陷**：乳头内陷者可在分娩前3~4个月开始每天挤、捏、提拉乳头，使内陷得到纠正。

(2)**保持乳房清洁**：妊娠期经常用温水、肥皂水清洗两侧乳头，后期每日清洗1次；产后每次哺乳前后均需清洁乳头。

(3)**治疗乳头破损**：有乳头破损或皲裂者，暂停哺乳，用吸乳器吸出乳汁；局部用温水清洗后涂抗生素软膏，待痊愈后再哺乳。

(4)**养成良好哺乳习惯**：每次哺乳时尽量吸净乳汁，如有乳汁淤积，可用吸乳器或手法按摩帮助排空乳汁。勿让婴儿含乳头睡觉，预防和治疗婴儿口腔炎症。

第三节 乳腺癌

乳腺癌近年发病率呈上升趋势，占女性恶性肿瘤的首位，在我国乳腺癌发病率占全身恶性肿瘤的7%~10%，好发于40~60岁女性。男性也可患乳腺癌，占全部乳腺癌的1%。

一、病因与发病机制

(一)病因

该病病因尚不清楚。雌酮和雌二醇与乳腺癌的发病有直接关系。月经初潮年龄早、绝经年龄晚、未生育、晚生育或未哺乳的人群乳癌发病率高。一级亲属中若有乳腺癌病史，其发病危险性是普通人群的2~3倍。乳管内乳头状瘤、乳房囊性增生病是乳腺癌的癌前病变。此外，营养过剩、肥胖、脂肪饮食、放射线、环境因素及生活方式与乳腺癌的发病也有一定的关系。

(二)病理类型

(1)**非浸润性癌**：包括导管内癌、小叶原位癌、乳头湿疹样癌，此型属早期，预后较好。

(2)早期浸润癌:包括早期浸润性导管癌、早期浸润性小叶癌,此型仍属早期,预后较好。

(3)浸润性特殊癌:包括髓样癌、乳头状癌、小管癌、腺样囊性癌、大汗腺样癌等,此型分化较高,预后尚好。

(4)浸润性非特殊癌:包括浸润性导管癌、浸润性小叶癌、硬癌、髓样癌等,此型分化低,预后差。

(5)其他罕见癌。

(三)转移途径

(1)直接蔓延:癌细胞沿导管或筋膜间隙蔓延,可以侵犯 Cooper 韧带、皮肤等。

(2)淋巴转移:主要途径有两条,同侧腋窝淋巴结转移与胸骨旁淋巴结转移。

(3)血行转移:转移的器官依次为肺、骨、肝。

二、护理评估

(一)健康史

评估亲属中有无乳腺癌病史;评估有无癌前疾病病史、生育史、月经史;了解有无不良饮食习惯。

(二)身体状况

1.乳房肿块

乳房肿块为乳腺癌的早期表现,为无痛性、单发小肿块,质地硬、表面不光滑,形状不规则,边界不清楚,不易推动。肿块最多见于乳房的外上象限(45%~50%),其次是乳头乳晕区(15%~20%)或内上象限(12%~15%)。肿块多在无意间或自我检查时发现。

2.乳房外形改变

若癌肿侵及 Cooper 韧带,可使其缩短而致癌肿表面皮肤凹陷,即乳房"酒窝征";若癌肿侵犯大乳管使之收缩,可使乳头内陷、扁平、歪斜;若皮内及皮下淋巴管被癌细胞堵塞引起淋巴回流障碍,可出现真皮水肿,乳房皮肤呈橘皮样改变。晚期癌肿增大侵犯皮肤,出现坚硬小结或条索,有时会引起皮肤破溃而形成溃疡。少数患者出现乳头血性分泌物。

3.转移表现

乳癌淋巴转移最多见于同侧腋窝,早期为质硬、无痛、散在的结节,后期融合成不规则团块。血行转移至肺、骨、肝等,可出现相应的症状。

4.特殊类型乳腺癌

(1)炎性乳腺癌:多见于年轻妇女,尤其在妊娠期或哺乳期。乳房明显增大,伴红、肿、热、硬,无明显的肿块,肿瘤在短期内侵及整个乳房。转移早而广,预后极差。

(2)乳头湿疹样乳腺癌:乳头及乳晕呈湿疹样改变、皮肤发红、糜烂、潮湿,继而乳头内陷、破损。乳晕深部扪及肿块。恶性程度低,转移晚。

(三)心理-社会状况

乳腺癌是恶性肿瘤。患者对疾病的预后产生恐惧、焦虑心理;手术切除乳房,使患者失去第二性征,加上患者对放疗、化疗、内分泌治疗及疗效的担忧,患者会产生恐惧、抑郁心理;家属尤其配偶对本病的预后、治疗的认知及心理承受能力也会对患者的心理产生巨大影响。

(四)辅助检查

(1)X线:钼靶X线摄片,乳腺癌肿块呈现密度增高阴影,边缘呈不规则,或呈针状,或见微小钙化灶。这是目前最有效的检查方法。

(2)B超检查:可显示乳腺癌肿块的形态和质地。

(3)近红外线扫描:可提示乳腺癌肿块和周围的血管情况。

(4)病理学检查:可做细针穿刺细胞学检查、乳头溢液涂片细胞学检查、活组织快速病理切片检查等,其中活组织病理检查是确定诊断的可靠方法。

(五)治疗与反应

手术治疗是乳腺癌的主要治疗方法之一。目前多主张缩小手术范围,同时联合术后化疗、放疗、内分泌治疗及生物治疗等。临床常用的手术方式如下:①乳腺癌根治术,切除包括整个患侧的乳房、胸大肌、胸小肌、腋窝及锁骨下所有脂肪组织和淋巴结。②乳腺癌扩大根治术,是指在乳腺癌根治术的基础上同时切除胸廓内动、静脉和胸骨旁淋巴结。③乳腺癌改良根治术,有两种术式,一是保留胸大肌,一是保留胸大肌及胸小肌。④全乳房切除术,切除整个乳腺,包括腋尾部和胸大肌筋膜。⑤保留乳房的乳腺癌切除术,完整切除肿块和腋窝淋巴结清扫。乳腺癌根治术后,可引起的并发症有皮瓣坏死、皮瓣下积液、患侧上肢肿胀等。

三、护理诊断及合作性问题

(1)恐惧:与担忧疾病预后、术后身体外观改变有关。

(2)躯体移动障碍:与手术导致胸肌缺损、瘢痕牵拉有关。

(3)自我形象紊乱:与乳房切除、化疗后脱发有关。

(4)知识缺乏:缺乏有关乳腺癌自我检查、术后患肢功能锻炼的知识。

(5)潜在并发症:皮瓣下积液、皮瓣坏死、患侧上肢水肿等。

四、护理目标

患者情绪稳定,能配合治疗;掌握乳房自查知识,患侧上肢恢复正常活动;及时预防和护理术后并发症。

五、护理措施

(一)术前护理

1.常规性准备

尤其要注意训练患者腹式呼吸及有效咳嗽、排痰。皮肤准备时要注意腋窝等部位。皮肤有溃疡者,术前每天换药;乳头内陷者应局部清洁;对切除范围大需植皮的患者,做好供皮区皮肤准备。

2.特殊准备

妊娠及哺乳期的患者,应立即终止妊娠或及时断乳,因激素作用活跃会加速乳腺癌的生长。

3.心理护理

向患者及其家属说明手术的重要性,解释乳房的缺陷,可戴成型乳罩弥补或做乳房重建术;关心患者,帮助患者正视疾病。树立战胜疾病的信心,积极配合治疗和护理。

(二)术后护理

1. 一般护理

术后生命体征稳定,取半卧位;术后 6 h,无恶心、呕吐可进流质饮食,逐渐过渡到普通饮食。保证足够的热量、蛋白质、维生素,以利于康复。

2. 病情观察

注意观察生命体征的变化;乳腺癌扩大根治术的患者,观察呼吸变化以预防发生气胸;观察术侧上肢远端皮肤的颜色、温度、运动、感觉,及时调节胸带或绷带的松紧度。

3. 伤口护理

及时换药,注意观察伤口的渗血渗液。皮瓣下放置负压引流管,妥善固定,保持持续性负压吸引,观察引流液的颜色、量,每天更换引流瓶(袋)及引流连接管。术后 3～4 天,渗出停止,皮下无积液,皮瓣与胸壁紧贴即可拔引流管。

4. 并发症的护理

(1)皮下积液:术后保持有效引流,胸带包扎松紧适宜,避免术侧上肢过早外展。及时发现积液,协助医生穿刺抽吸或引流排出,加压包扎。

(2)皮瓣坏死:若皮瓣漂浮、颜色异常,协助医生拆除缝线、放出积液,及时换药。

(3)上肢水肿:卧位时术侧上臂高于伤口,下床活动时用吊带托或用健侧手将患侧手抬高于胸前。避免在术侧上肢静脉穿刺、测血压,及时处理皮瓣下积液。出现水肿时,可采取按摩术侧上肢,循序渐进进行上肢康复训练、腋区和上肢热敷等措施。

5. 术侧上肢康复训练

手术后 1～3 天鼓励患者做手、腕、肘的运动,术后 4～7 天可做肩关节小范围的被动伸屈运动,如鼓励患者用患侧手洗脸、刷牙、进食等,但避免上臂外展。术后 1 周开始做肩部各方向的运动,并进行上肢的功能锻炼,如手指爬墙运动、转绳运动、举杆运动、拉绳运动、上肢旋转及后伸运动。

六、护理评价

患者是否情绪稳定并配合治疗;是否掌握乳房自查知识,患侧上肢能否恢复正常活动;术后并发症能否及时预防和护理。

七、健康指导

(1)宣传、指导、普及乳房自检技能。30 岁以后的妇女每月应同一时期施行乳房自检。乳房自检在月经期来潮后 9～11 天进行为宜。乳房自检时首先镜前望诊,两侧对比,观察乳房皮肤颜色、是否对称、有无乳头内陷和歪斜、外形是否改变,再上肢用力叉腰观察有无肿物。然后,双上肢抱头再观察。触诊时取直立或卧位两种姿势,手指掌面平放于乳房上,从乳房的外周开始,以圆圈状触诊方式,向内移动,直至乳头处。用拇指和示指挤捏乳头,观察有无溢液。进行触诊,两手交叉轻柔触诊对侧乳房。两手交叉触摸腋窝淋巴结。

(2)出院后近期避免患侧上肢持重,避免静脉穿刺、测血压,坚持上肢的康复训练。

(3)手术后 5 年内避免妊娠,定期复查。

(4)介绍义乳或假体的作用和使用方法。

第四节 乳房良性肿瘤

一、乳腺纤维腺瘤患者的护理

乳腺纤维腺瘤是乳腺较为常见的良性肿瘤,为乳腺小叶内纤维细胞的良性增生。

(一)病因与发病机制

由于小叶内纤维细胞对雌激素的敏感性异常增高,体内雌激素活跃是本病发生的刺激因素,因此,本病好发于卵巢功能旺盛期的妇女。

(二)护理评估

乳腺纤维腺瘤多见于20~25岁青年妇女,主要表现为乳房肿块,无自觉症状,生长缓慢。好发于乳房外上象限,多为单发,肿块呈圆形或椭圆形,表面光滑,质地坚韧,边界清楚,易于推动,无触痛。月经周期对肿块大小无影响,在妊娠期、哺乳期因雌激素水平增高,可刺激其迅速生长。

乳房纤维腺瘤虽属良性,但有恶变可能,一旦确诊,应尽早手术,将肿瘤连同其包膜整块切除,并常规做病理检查。

(三)护理诊断及合作性问题

疼痛:与手术有关。

(四)护理措施

教会患者乳房自检的方法,尽早发现病变。注意观察肿块的变化,指导患者尽早手术。患者多在门诊手术治疗,手术后早期局部有肿痛,可进行物理疗法治疗。

二、乳腺囊性增生病患者的护理

乳腺囊性增生病又称为慢性囊性乳腺病(简称乳腺病),是乳腺实质的良性增生,常见于30~50岁的妇女。

(一)病因与发病机制

该病的发生与内分泌障碍有关。雌激素分泌过多而黄体素分泌减少,使乳腺实质过度增生。增生可发生于腺管周围并伴有大小不等的囊肿形成,或腺管内表现为不同程度的乳头状增生,伴乳管囊性扩张。发生于小叶实质者,主要为乳管及腺泡上皮增生。

(二)护理评估

一侧或两侧乳房胀痛、有肿块。部分患者的疼痛具有周期性,在月经前疼痛加重,月经来潮后疼痛减轻或消失。检查见乳腺肿块呈颗粒状、结节状或片状,质地韧而不硬,与周边组织界限不清,与皮肤和基底组织不粘连,腋窝淋巴结不肿大。病程较长,发展缓慢。

对症治疗为主,缓解疼痛以减轻症状,可用中医中药进行调理。乳腺囊性增生病有无恶变的可能尚有争议,可隔2~3个月进行复查。可能恶变的患者,可做单纯乳房切除术并做病理检查。

(三)护理诊断及合作性问题

知识缺乏:缺乏乳房自检知识。

(四)护理措施

按医嘱用药。指导患者用宽松乳罩托起乳房以减轻疼痛。教会患者乳房自检方法,注意乳房的变化,发现异常尽早治疗。

第七章　急性化脓性腹膜炎与腹部损伤患者的护理

第一节　急性化脓性腹膜炎

一、概述

急性化脓性腹膜炎是指由化脓性细菌包括需氧菌和厌氧菌混合引起的腹膜的急性炎症。按发病原因可分为原发性腹膜炎和继发性腹膜炎。原发性腹膜炎指腹腔内没有原发病灶，多为溶血性链球菌、肺炎双球菌等经血液循环、淋巴道或女性生殖道进入腹腔而引起的腹膜炎，占急性化脓性腹膜炎的2%；继发性腹膜炎指由腹腔内脏器破裂、穿孔、炎症或手术感染所引起的腹膜炎，此类腹膜炎最常见，占化脓性腹膜炎的98%。按炎症累积范围又可分为局限性腹膜炎和弥漫性腹膜炎两类。按临床过程分为急性、亚急性和慢性三类。

（一）解剖与生理

腹膜是一层很薄的浆膜，分为壁层腹膜与脏层腹膜两部分。壁层腹膜贴附于腹壁与盆壁内面，以及横膈的脏面；脏层腹膜覆盖在内脏表面，成为内脏的浆膜层。覆盖在横结肠表面的脏层腹膜下垂形成大网膜。脏层腹膜与壁层腹膜之间的腔隙为腹膜腔，是人体最大的体腔。男性的腹膜腔是封闭的，而女性是腹膜腔经输卵管、子宫、阴道与外界相通。

壁层腹膜由体神经支配，对各种刺激敏感，痛觉定位准确，当壁层腹膜，特别是前壁层腹膜受炎症刺激时可引起局部疼痛、压痛及腹壁肌肉反射性收缩，产生腹肌紧张，出现腹膜刺激征。横膈中心部位的腹膜受刺激时，通过膈神经反射性引起肩部放射性疼痛或呃逆脏层腹膜受交感神经和迷走神经支配，对牵拉、膨胀、炎症、压迫等刺激较为敏感，表现为钝痛，痛觉定位性较差。

腹膜的生理作用包括：①润滑，腹膜表面渗出的少量液体能润滑腹腔，减少脏器间的摩擦。②吸收和渗出，腹膜能吸收腹腔内的积液、血液、空气和毒素等。特定情况下利用其功能给药；在严重腹膜炎时，可因腹膜吸收大量毒素引起感染性休克；腹腔上部腹膜的吸收能力比下部强，故在腹腔内有炎症时应采取半卧位，以减少毒性物质的吸收。腹膜还有渗出作用，可渗出液体、电解质和尿素，在急性炎症时，腹膜能分泌大量液体以稀释毒素、减少刺激。③防御，腹膜渗出液中的淋巴细胞和吞噬细胞能吞噬细菌、异物等，具有强大的防御能力。④修复，渗出液中的纤维蛋白可修复受损组织，促进伤口愈合。

（二）病理生理

腹膜受到细菌或胃肠道内容物的刺激，迅速发生充血、水肿等反应，并失去原有光泽继之产生大量浆液性渗出液以稀释腹腔内的毒素；渗出液中的大量吞噬细胞、中性粒细胞，以及坏死组织、细菌和凝固的纤维蛋白，使渗出液变混浊成为脓液，脓液多呈黄绿色，有粪臭味。病变严重者，腹膜严重充血水肿，引起水、电解质紊乱，血浆蛋白降低，贫血；腹腔内器官浸泡在大量脓液中，形成麻痹性肠梗阻，肠腔内大量积液，使血容量明显减少；细菌入血、毒素吸收，易致感染性休克；肠管扩张，使膈肌上移而影响心肺功能，可加重休克，甚至导致死亡。病变轻者，大网膜包裹、填塞病灶，使炎症局限,形成局限性腹膜炎或脓肿。腹膜炎治愈后,腹腔内多有不同程度的纤维性粘连、成角可导致粘连性肠梗阻。

二、护理评估

1. 健康史

(1)原发性腹膜炎:常发生于儿童,尤其是10岁以下的女孩,患儿多体弱多病、机体抵抗力下降,并发上呼吸道感染后发病。成年患者常由肝硬化引起腹腔积液感染。

(2)继发性腹膜炎:多见于急性阑尾炎穿孔,胃、十二指肠溃疡病急性穿孔,绞窄性肠梗阻和腹腔内脏器的损伤等。致病菌以大肠埃希菌为多见,其次为厌氧菌、粪链球菌等。一般为多种细菌引起的混合性感染。

2. 身体状况

(1)腹痛:是最主要的症状,为持续性、剧烈腹痛,常难以忍受,深呼吸、咳嗽、转动身体时疼痛加剧。腹痛范围多自原发病变部位开始,随炎症扩散而波及全腹,但仍以原发病变处最为显著。

(2)恶心、呕吐:早期为腹膜受刺激所引起的反射性恶心、呕吐,多较轻微,呕吐物为胃内容物;后期由于发生麻痹性肠梗阻可出现反流性呕吐,呕出黄绿色胆汁,甚至粪汁样内容物。

(3)体温与脉搏的变化:由脏器穿孔或破裂造成的继发性腹膜炎,早期体温正常,继而逐渐增高。由脏器炎症引起的继发性腹膜炎,体温原已升高者继发腹膜炎后体温会更高。年老、体弱或病情后期不一定升高反而下降。当出现脉率加快而体温下降时,提示病情恶化,预后不佳。

(4)感染中毒症状:随着病情进展,患者可相继出现高热、寒战、脉速、呼吸急促、面色苍白、口唇发绀、肢端发凉、血压下降、神志不清等表现。

(5)腹部体征:腹部压痛、反跳痛及腹肌紧张,是腹膜炎的标志性体征,称为腹膜刺激征。以原发病灶处最明显。患者表情痛苦,被迫仰卧,双下肢屈曲。可见腹胀明显,腹式呼吸运动减弱或消失。腹胀加重是病情恶化的重要指标。腹肌紧张的程度与患者的体型、年龄、病因有关。胃肠、胆穿孔时腹肌可呈木板样强直。腹部叩诊呈鼓音;胃肠穿孔时肠内气体移至膈下,可使肝浊音界缩小或消失;腹腔内积液较多时移动性浊音呈阳性。因肠麻痹导致肠鸣音减弱或消失。直肠指诊,若直肠前窝饱满且触痛,提示盆腔感染或脓肿形成。

3. 辅助检查

(1)实验室检查:血常规检查示白细胞计数及中性粒细胞比例增高。病情危重或机体反应能力下降时,白细胞计数可不升高,仅中性粒细胞比例增高。此外,腹腔穿刺液及腹腔灌洗液的实验室分析也有助于判断病因。

(2)影像学检查:腹部X线立位平片见小肠普遍胀气并有多个气液平面,为肠麻痹现象;空腔器官穿孔时可发现膈下游离气体。B超可发现腹腔有积液征象。B超、CT检查对腹腔实质性脏器的病变有诊断价值。

(3)诊断性腹腔穿刺或灌洗:腹腔穿刺抽出食物残渣的黄绿色混浊液体,多为胃、肠穿孔所致;若抽出液体为血性,胰淀粉酶含量高,应考虑急性坏死性胰腺炎;若抽出稀薄略带臭味的脓液,应考虑急性阑尾炎的可能性;若抽出气味腥臭的血性液体,绞窄性肠梗阻的可能性较大;若抽出不凝固的血液,应考虑腹内实质性器官的破裂(多为损伤所致);若抽出无臭味的稀薄脓液,应考虑到原发性腹膜炎的可能。腹腔灌洗现已使用较少。

4.治疗与效果

治疗效果与原发病的程度、病情发展、患者抵抗力及治疗方法等因素密切相关。若能及时、有效地处理,局限性腹膜炎可能不会扩散;若诊治有误,原发病加重,可发生多器官功能障碍综合征。

多数继发性腹膜炎的患者需要手术治疗,手术类型视病情而定。手术治疗的原则包括腹膜腔探查、确定病因,处理原发病灶;彻底清理腹腔;充分的腹腔引流。对病情较轻或病程较长已超过24 h,且腹部体征已减轻或炎症已有局限化趋势,以及原发性腹膜炎者可行非手术治疗,主要是抗感染和支持治疗。

5.心理-社会状况

由于病情重,患者除忍受疼痛、腹胀、恶心呕吐等痛苦折磨外,常有焦虑、烦躁等症状。当非手术治疗无效或病情加重而中转手术治疗时,更易产生恐惧、不安全感,甚至不合作,拒绝手术。非手术治疗期间或诊断未明确前,因一般不允许使用镇痛剂,患者及其家属也可能表现出不理解的情绪或言行。

三、常见护理诊断/问题

(1)疼痛:与腹膜炎刺激有关。

(2)体温过高:与腹腔感染、毒素吸收有关。

(3)体液不足:与腹膜腔内大量渗出、高热及体液丢失过多有关。

(4)焦虑/恐惧:与病情严重、身体不适、担心预后有关。

(5)潜在并发症:感染性休克、腹腔脓肿、粘连性肠梗阻等。

四、护理目标

患者腹痛、腹胀等不适程度减轻或缓解;体温得以控制,逐渐降至正常范围;水、电解质维持平衡,未发生酸碱失衡;焦虑及恐惧程度减轻,情绪稳定,配合治疗和护理;并发症得到有效防治。

五、护理措施

(一)非手术治疗及术前护理

1.一般护理

(1)体位:无休克情况下一般取半卧位,尽量减少搬动和按压腹部。病情稳定时,鼓励患者多活动双腿,预防血栓性静脉炎的发生。休克患者取平卧或上身及下肢均抬高20°体位。

(2)禁食、胃肠减压及营养支持:禁食期间,做好口腔护理,每日2次。根据情况补充营养,长时间禁食时,可考虑经肠外营养。

2.病情观察

定时测生命体征,必要时监测尿量、中心静脉压、血清电解质及血气分析等指标,记录液体出入量。加强巡视,动态观察患者腹部症状和体征的变化。

3.补液护理

迅速建立静脉输液通道,遵医嘱补液,纠正水、电解质及酸碱失衡,安排好补液的顺序,根据患者临床表现和补液的监测指标,及时调整输液的量、速度和种类,保持每小时尿量达30 mL以上,维持液体出入量平衡。

4.控制感染

继发性腹膜炎多为混合性感染,根据细菌培养及药敏结果选用抗生素。

5.对症护理

对于高热患者,给予物理降温。已确诊患者,可用哌替啶类止痛剂,减轻患者的痛苦与恐惧。诊断不明或病情观察期间,暂不用止痛药物,以免掩盖病情。

6.心理护理

做好患者、家属的解释、安慰工作,稳定患者情绪;介绍有关腹膜炎的疾病知识,使其积极配合治疗及护理。

7.术前准备

做好手术区皮备、皮肤试验、交叉配血、术前用药等术前常规护理工作。

(二)术后护理

1.一般护理

病情观察、补液护理、控制感染同术前。注意体位与活动:患者回病房后,给予平卧位。全麻未清醒者头偏向一侧,注意观察有无呕吐,保持呼吸道通畅。全麻清醒后或硬膜外腔麻醉患者平卧6 h,血压、脉搏平稳后改为半卧位,鼓励患者适当翻身、床上活动以预防肠粘连。

2.引流管护理

正确连接各引流装置,有多根腹腔引流管时,贴上标签标明各管位置以免混淆。对负压引流者及时调整负压,维持有效引流。妥善固定引流管,防止脱出或受压;记录引流液的量、颜色、性状,经常挤压引流管以防血块或脓块堵塞,保持腹腔引流通畅,预防腹腔内残余感染。当引流量减少、引流液颜色澄清、患者体温及白细胞计数恢复正常,可考虑拔管。

3.切口护理

观察切口敷料是否干燥,有渗血、渗液时及时更换;观察切口愈合情况及早发现切口感染征象。

(三)并发症的观察、预防及护理

1.常见并发症

(1)腹腔脓肿:急性腹膜炎局限后,脓液未被完全吸收,积聚在膈下、盆腔及肠间等部位,被肠管、大网膜、肠系膜、腹壁和其他脏器粘连包裹,形成腹腔脓肿。不同部位的腹腔脓肿有其表现特点。

(2)粘连性肠梗阻:腹膜炎治愈后,腹腔内多有不同程度的纤维性粘连。在出现暴饮暴食或剧烈活动等诱因的情况下,可导致粘连性肠梗阻。

2.预防及护理

腹腔脓肿的护理:患者取半卧位。动态观察生命体征及腹部症状和体征的变化为治疗与护理提供依据。遵医嘱使用足量、有效的抗生素治疗感染。实施各项支持治疗如输液、输血及营养支持等。指导患者进行各种促进炎症消散的物理治疗,给予坐浴、保留灌肠等非手术治疗措施。做好切开引流的护理,膈下脓肿可经前腹壁肋缘下或经后腰部切口引流;盆腔脓肿可经直肠前壁切开,已婚女性可以阴道后穹隆切开。观察切口敷料情况记录引流液性状及数量的变化。

六、健康指导

1. 提供疾病护理、治疗知识

向患者说明非手术治疗期间禁食、胃肠减压、半卧位等护理措施的重要性，教会患者注意观察腹部症状和体征的变化。

2. 饮食指导

向患者讲解术后恢复饮食的有关知识，鼓励患者少食多餐，循序渐进，多食富含蛋白质、能量和维生素的饮食，促进手术创伤的修复和切口的愈合。

3. 康复指导

向患者解释术后早期活动的重要性，鼓励患者卧床期间进行床上活动，体力恢复后尽量下床活动，促进肠功能恢复，防止术后肠粘连。

4. 出院指导

嘱咐患者出院后仍需注意体温和腹痛的情况，如突然出现腹痛并逐渐加重，随时到医院就诊。

第二节　腹部损伤

一、概述

腹部损伤为外科常见急症，在平时和战时均较多见。根据腹壁有无伤损，腹部损伤可分为闭合性损伤和开放性损伤两大类。其中，开放性损伤根据是否穿透腹膜又可分为穿透伤和非穿透伤两类。无论是闭合性损伤还是开放性损伤，既可以为单纯腹壁伤，也可以同时伴有内脏损伤。当腹部大血管或实质性脏器严重损伤导致大出血，以及腹腔内多个脏器严重损伤时，往往会直接威胁患者生命，如不能及时、有效地治疗，将产生严重后果。腹部损伤的死亡率可高达10%左右，早期、正确的诊断和及时、合理的治疗是降低腹部损伤患者死亡率的关键。

（一）实质性器官损伤的病因和病理

1. 脾破裂

脾破裂约占所有腹部器官损伤的40%，是最常见的腹部损伤。脾血管丰富，组织结构脆弱，易受钝性打击、剧烈震荡、挤压和术中牵拉而发生破裂，病理性脾更易发生损伤。脾损伤可分为中央破裂、被膜下破裂和真性破裂三型。临床上绝大多数脾损伤为真性脾破裂，导致不易自行停止的腹腔内出血。

2. 肝破裂

肝破裂占腹腔器官损伤的第二位。较深的肝裂伤往往伴有大血管和胆管的损伤引起严重出血和化学性腹膜炎。肝内血肿可继发细菌感染形成肝脓肿。

3. 胰腺损伤

胰腺因位置深，损伤早期不易发现。胰腺损伤后常并发胰液漏或胰瘘因胰液侵蚀性强，进入腹腔后，可出现弥漫性腹膜炎，又影响消化功能，故胰腺损伤的死亡率较高，部分病例渗液局限在网膜囊内，形成胰腺假性囊肿。

(二)空腔器官损伤的病因和病理

1.胃、十二指肠损伤

腹部闭合性损伤时胃很少受累,上腹或下胸部的穿透伤则常导致胃损伤,多伴其他器官损伤。十二指肠损伤的发病率很低,但因与胰、胆总管、胃、肝等重要器官和结构相毗邻,局部解剖关系复杂,伤后胰液、胆汁流入腹腔则引起严重的腹膜炎,故死亡率和并发症发生率都很高。

2.小肠损伤

成人小肠占据中下腹大部分空间,发生损伤的机会较多,闭合性损伤导致小肠破裂、小肠系膜血肿。小肠破裂后,大量肠内容物进入腹腔,引起急性弥漫性化脓性腹膜炎,破口不大则炎症易局限。

3.结肠及直肠损伤

发生率低,但由于其内容物含有大量细菌,受伤后期会出现严重的细菌性腹膜炎。

二、护理评估

1.健康史

主要询问伤者或现场目击者及护送人员,了解受伤具体经过,包括受伤时间、地点、致伤因素,以及伤情、伤后病情变化、就诊前急救措施等。

2.身体状况

(1)实质性器官损伤:肝、脾、胰等实质性器官或大血管的损伤,多数临床表现以腹腔内出血症状为主,而腹痛及腹膜刺激征相对较轻。可表现为面色苍白,脉搏细速,脉压变小,尿量减少及神情淡漠等。根据出血速度和量的不同,有不同程度的失血表现,严重者短时间内血压迅速下降,发展为重度休克。腹痛呈持续性,程度较轻,伤处压痛,可伴有轻、中度反跳痛,一般无明显腹肌紧张。但肝破裂并发胆汁性腹膜炎或胰腺损伤伴胰管断裂者腹痛和腹膜刺激征常较脾破裂伤者更为明显。腹腔内积血较多时可有明显腹胀,移动性浊音阳性。

(2)空腔器官损伤:胃肠道、胆道等空腔器官破裂以腹膜炎的症状和体征为主要表现。除胃肠道症状及稍后出现的全身性感染的表现外,最突出的是腹膜刺激征,其程度因空腔器官内容物不同而异。胃液、胆汁、胰液的刺激最强,肠液次之,血液最轻。

若胃全层破裂,可立即出现剧烈的腹痛及腹膜刺激征。腹膜后十二指肠破裂,早期症状、体征多不明显,随后不断加重,出现进行加重的感染中毒症状。空腔器官破裂时腹腔内可有游离气体,表现为肝浊音界缩小或消失;继而可因肠麻痹而出现腹胀,严重可发生感染性休克。

3.辅助检查

(1)实验室检查:血常规检查红细胞计数、血红蛋白、血细胞比容进行性下降,提示有严重出血情况;白细胞计数及中性粒细胞明显增多,为腹腔感染。血清淀粉酶及尿淀粉酶值的升高,提示胰或十二指肠损伤。尿常规检查发现血尿,提示泌尿系统器官损伤。

(2)B超检查:对了解肝、脾、肾、胰等实质性器官损伤情况和腹腔积液、积气情况有重要作用。

(3)其他检查:常规X线检查,CT、MRI、腹腔镜等检查能提供有效帮助。

(4)腹腔穿刺或腹腔灌洗:腹腔穿刺是简便、有效、经济、安全的辅助检查方法。腹腔穿刺未发现时,可考虑做腹腔灌洗检查。

4.治疗与效果

单纯性腹壁损伤按一般软组织损伤进行治疗。腹腔内器官损伤病情复杂,是否能选择并尽早进行正确的处理,对其转归及预后关系极大。

(1)非手术治疗:在生命体征等一般情况比较稳定时,如果不能马上确定有无内脏损伤或已明确是轻微内脏损伤者,可考虑行非手术治疗。包括禁食、胃肠减压、补液、输血、抗感染、支持疗法等。同时密切观察病情的变化,必要时应及时终止非手术治疗,而采用手术治疗。

(2)手术治疗:对已明确或高度怀疑有腹腔内器官破裂的患者;经非手术治疗、观察一定时间后仍不能排除腹内器官损伤的患者;观察期间病情进行性加重的患者都须及时进行剖腹探查术。空腔器官损伤可行修补术、肠切除及吻合术、肠造口术等;实质性器官损伤可行修补、部分切除或全部切除术等。

5.心理-社会状况

腹部损伤大多数在意外情况下发生,患者多有紧张、痛苦、悲哀、恐惧等心理变化。尤其腹壁有伤口、流血、内脏脱出或被紧急通知手术时,患者的反应更为强烈。

三、常见护理诊断/问题

(1)体液不足:与损伤致腹腔内出血、各种损伤脏器内容物渗出及呕吐有关。

(2)疼痛:与腹部损伤有关。

(3)体温过高:与损伤导致腹腔内继发感染有关。

(4)有感染的危险:与伤口污染及腹腔内脏器破裂有可能导致伤口感染和腹腔感染有关。

(5)恐惧:与意外伤害的刺激、出血、内脏脱出的视觉刺激、急诊手术及对预后的顾虑等因素有关。

(6)潜在并发症:失血性休克、腹腔感染等。

四、护理目标

患者组织灌注和体液平衡得到有效恢复;腹痛减轻或缓解;体温降低并逐渐恢复正常;感染得到有效的预防及控制;恐惧程度减轻或缓解;并发症得到防治。

五、护理措施

1.急救

腹部损伤可合并多发性损伤,急救时应分清轻重缓急。首先应该处理威胁生命的情况,如心搏骤停、窒息、张力性气胸、大出血等。对已发生休克者应迅速建立通畅的静脉通道,及时输液,必要时输血。开放性腹部损伤应妥善处理伤口,及时止血、包扎固定,如有肠管等脱出,可用消毒或清洁的器皿覆盖保护后包扎固定,以免肠管受压、缺血坏死,切忌现场还纳,以免污染腹腔。但是遇大量肠管脱出时,应先将其还纳至腹腔后暂行包扎以免伤口收缩导致肠管受压缺血或因肠系膜受牵拉发生或加重休克。

2.非手术治疗与术前护理

(1)一般护理:患者绝对卧床休息,给予吸氧,床上使用便盆;若病情稳定,可取半坐位。禁食以防止加重腹腔污染,怀疑空腔器官破裂或腹胀明显者进行胃肠减压,禁食期全量补液,必要时输血,积极补充血容量,防止水、电解质及酸碱平衡失调。待肠蠕动恢复后可开始进流质饮食。遵医嘱应用广谱抗生素防治腹腔感染,注射破伤风抗毒素。必要时进行肠外营养支持。

(2)严密观察病情:每15~30 min监测脉搏、呼吸、血压一次。观察腹部体征的变化,尤其注意腹膜刺激征的程度和范围,肝浊音界范围,移动性浊音的变化等。观察期间需特别注意:①尽量减少搬动,以免加重伤情;②诊断不明者不予注射止痛剂,以免掩盖病情;③怀疑结肠破裂者严禁灌肠。

出现下列情况之一者,考虑有腹内器官损伤:①受伤后短时间内即出现明显的失血性休克表现;②腹部持续性剧痛且进行性加重伴恶心、呕吐者;③腹部压痛、反跳痛、腹肌紧张明显有加重趋势者;④肝浊音界缩小或消失,有气腹表现者;⑤腹部出现移动性浊音者;⑥有便血、呕血或尿血者;⑦直肠指检盆腔触痛明显、波动感阳性或指套染血者。

(3)心理护理:主动关心患者,向患者解释腹部损伤后可能出现的并发症、相关的治疗和护理知识,缓解其焦虑和恐惧,稳定情绪,积极配合各项治疗和护理。

(4)术前准备:除常规准备外,还应包括交叉配血试验,有实质性器官损伤时,备血量要充足;留置胃管;补充血容量,血容量严重不足的患者,应在安全的情况下快速输液。

3.术后护理

根据手术种类做好术后患者的护理,包括监测生命体征、观察病情变化、禁食、胃肠减压、基础护理。遵医嘱静脉补液,使用抗生素和进行营养支持,保持腹腔引流的通畅,积极防治并发症。

六、健康指导

(1)加强劳动保护和交通安全知识的宣传教育工作,避免意外损伤的发生,同时普及急救知识,以便发生意外损伤时,能进行简单的现场急救或自救。

(2)一旦发生腹部损伤,无论轻重,都应经专业医务人员检查,以免贻误诊治。

(3)嘱患者出院后要注意休息,加强营养,保持大便通畅,预防便秘。并且要适当活动,以预防术后肠粘连。如出现腹痛、腹胀、肛门停止排气等不适症状时,应及时到医院就诊。

参 考 文 献

[1]程苹华,张卫军,王忆春.临床护理基础与实践[M].长春:吉林科学技术出版社,2019.

[2]王英.临床常见疾病护理技术与应用[M].长春:吉林科学技术出版社,2019.

[3]王慧,梁亚琴.现代临床疾病护理学[M].青岛:中国海洋大学出版社,2019.

[4]张文燕,冯英,柳国芳等.护理临床实践[M].青岛:中国海洋大学出版社,2019.

[5]贾雪媛,王妙珍,李凤.临床护理教育与护理实践[M].长春:吉林科学技术出版社,2019.

[6]孙彩粉,李亚兰.临床护理理论与实践[M].南昌:江西科学技术出版社,2018.

[7]郑延玲,宋婕,麦彩玲,等.临床各科护理操作规范与实践[M].武汉:湖北科学技术出版社,2018.

[8]陈娜,陆连生.内科疾病观察与护理技能[M].北京:中国医药科技出版社,2019.

[9]张红梅.现代基础护理学[M].长春:吉林科学技术出版社,2019.

[10]柏晶妹.实用临床护理学[M].昆明:云南科技出版社,2018.

[11]林杰.新编实用临床护理学[M].青岛:中国海洋大学出版社,2019.

[12]张文燕,冯英,柳国芳,等.护理临床实践[M].青岛:中国海洋大学出版社,2019.

[13]时元梅,巩晓雪,孔晓梅.基础护理学[M].汕头:汕头大学出版社,2019.

[14]高清源,刘俊香,魏映红.内科护理[M].武汉:华中科技大学出版社,2018.

[15]李玫,等.精编护理学基础与临床[M].长春:吉林科学技术出版社,2019.

[16]王小萍.精编护理学基础与临床[M].长春:吉林科学技术出版社,2019.

[17]马世香.临床护理学实践[M].天津:天津科学技术出版社,2018.

[18]靳蓉晖,石丽,张艳.实用护理学[M].长春:吉林科学技术出版社,2019.

[19]林丽.新编临床护理学[M].长春:吉林科学技术出版社,2018.

[20]李鑫,李春芳,张书丽.护理学[M].南昌:江西科学技术出版社,2019.